颅脑 7.0T 磁共振成像诊断学

主　审　马　林

主　编　娄　昕

副主编　吕晋浩　边祥兵　周　欣

编　者（按姓氏笔画排序）

马笑笑　中国人民解放军总医院第一医学中心
王　松　中国人民解放军总医院第一医学中心
王晓玉　中国人民解放军总医院第一医学中心
兰怡娜　中国人民解放军总医院第一医学中心
边祥兵　中国人民解放军总医院第一医学中心
邢新博　中国人民解放军总医院第四医学中心
曲建勋　西门子数字医疗科技（上海）有限公司
吕晋浩　中国人民解放军总医院第一医学中心
朱盈桦　西门子数字医疗科技（上海）有限公司
许　洋　中国人民解放军陆军第八十二集团军医院
孙　毅　浙江大学医学院
李润泽　中国人民解放军总医院第一医学中心
李晨曦　中国人民解放军总医院第一医学中心
吴　珂　中国人民解放军总医院第一医学中心
陆皓璇　中国人民解放军总医院第一医学中心
周　欣　中国科学院精密测量科学与技术创新研究院
胡坚兴　中国人民解放军总医院第一医学中心
段　祺　中国人民解放军总医院第一医学中心
段曹辉　中国人民解放军总医院第一医学中心
娄　昕　中国人民解放军总医院第一医学中心
黄佳宇　中国人民解放军总医院第一医学中心
程　焜　中国人民解放军总医院第一医学中心
熊永琴　中国人民解放军总医院第一医学中心

人民卫生出版社

·北　京·

图书在版编目（CIP）数据

颅脑 7.0T 磁共振成像诊断学 / 娄昕主编 . -- 北京：
人民卫生出版社 , 2024.7
ISBN 978-7-117-35719-7

Ⅰ. ①颅… Ⅱ. ①娄… Ⅲ. ①颅脑损伤—核磁共振成
像—影像诊断 Ⅳ . ① R651.104

中国国家版本馆 CIP 数据核字（2023）第 239877 号

| 人卫智网 | www.ipmph.com | 医学教育、学术、考试、健康，购书智慧智能综合服务平台 |
| 人卫官网 | www.pmph.com | 人卫官方资讯发布平台 |

颅脑 7.0T 磁共振成像诊断学
Lu'nao 7.0T Cigongzhen Chengxiang Zhenduanxue

主　　编：娄　昕
出版发行：人民卫生出版社（中继线 010-59780011）
地　　址：北京市朝阳区潘家园南里 19 号
邮　　编：100021
E - mail：pmph @ pmph.com
购书热线：010-59787592　010-59787584　010-65264830
印　　刷：北京瑞禾彩色印刷有限公司
经　　销：新华书店
开　　本：889 × 1194　1/16　印张：8
字　　数：236 千字
版　　次：2024 年 7 月第 1 版
印　　次：2024 年 7 月第 1 次印刷
标准书号：ISBN 978-7-117-35719-7
定　　价：88.00 元

打击盗版举报电话: 010-59787491　E-mail: WQ @ pmph.com
质量问题联系电话: 010-59787234　E-mail: zhiliang @ pmph.com
数字融合服务电话: 4001118166　E-mail: zengzhi @ pmph.com

序

神经影像技术是探索、研究和治疗神经系统疾病的重要手段之一。神经影像学技术是神经科学领域中的重要工具，通过使用非侵入式的方式研究脑部结构和脑功能的变化等，为神经系统疾病诊断、治疗，以及基础研究提供可视化的神经影像依据。

自1946年核磁共振现象发现到磁共振成像技术广泛应用于临床医学领域以来，在近八十年的时间长河中，有关核磁共振的科学研究曾在物理、化学、生理学或医学三个领域共获得五次诺贝尔奖，这足以说明此项技术对于科学研究和临床应用的重要性。对于磁共振成像设备而言，磁场强度无疑是最重要的硬件参数之一，随着磁场强度的提升，磁共振图像的信号噪声比呈超线性（$SNR \sim B0^{1.65}$）提升，极大地拓宽了其在医学领域应用的范畴，为临床诊疗提供了新的视角。

自1984年美国FDA批准医用磁共振成像设备用于临床以来，人体磁共振扫描仪的磁场强度从0.5T逐渐增加到如今广泛使用的1.5T和3.0T。近期，7.0T人体磁共振扫描仪也开始从实验室走向临床一线，该设备可提供超高分辨率的图像和丰富的功能代谢信息，为神经影像的发展带来了新的机遇，在探索脑部疾病发病机制、早期诊断、疗效监测和预后评估方面极具潜力。

本书主编中国人民解放军总医院娄昕教授是国家杰出青年科学基金获得者，长期工作在临床一线，从事医学影像诊断和研究工作，具有扎实的理论基础和丰富的临床实践经验。参与编写本书的作者都是长期从事磁共振成像诊断、设备研发、技术开发的专家和中青年骨干，在颅脑7.0T磁共振成像临床应用方面积累了第一手丰富的经验和珍贵的影像数据。本书通过大量临床病例的展示，直观地展现了7.0T与3.0T磁共振成像的特点和差异，同时融入了7.0T磁共振成像临床研究的最新进展，兼具传承性与创新性，亦具有一定的开创性和引领性。

本书资料丰富、条理清晰、内容新颖，在超高场强磁共振成像领域具有重要的理论价值和临床指导意义，可读性强，参考价值高。我相信这部专著的出版，将有效提高临床医学工作者和相关科研工作者对7.0T磁共振成像临床应用价值的认识，为我国神经影像的发展做出有益贡献。

赵继宗

教授　主任医师
中国科学院　院士
国家神经系统疾病临床医学研究中心　主任
首都医科大学神经外科学院　院长
2024年4月

前　言

　　磁共振成像是一种非侵入性的医学影像技术,通过利用强大的磁场和无害的无线电波,产生高质量的图像,以帮助医生诊断和评估各种疾病和病变。在神经科学领域,磁共振颅脑影像被广泛应用于神经系统疾病的诊断、治疗和研究。随着技术的不断发展,MRI 设备的磁场强度也在逐渐增加,从最早的 0.5T、1.5T,到目前最先进的 7.0T 磁共振设备。相比低场强度的 MRI 设备,7.0T 磁共振设备具有更高的空间分辨率和灵敏度,可以提供更为详细和清晰的颅脑图像,对于疾病的早期诊断和微小病变的检测具有更高的准确性和可行性。

　　本书旨在介绍 7.0T 磁共振颅脑影像在临床诊断学中的应用,涵盖 7.0T 磁共振设备的特点和优势,以及各种常见颅脑疾病的 7.0T MRI 表现和诊断要点,并突出其与 3.0T MRI 的比较。通过对本书内容的学习,读者将能够了解和掌握 7.0T 磁共振颅脑影像的基本知识和技能,为临床实践提供更准确和有效的诊断手段。需要指出的是,本书中所介绍的内容和技术仅供参考和学习之用,读者在实际应用中应结合临床实际情况进行判断和诊断。此外,由于技术的不断进步和医学知识的不断更新,本书无法涵盖所有的最新进展,读者在使用时应结合最新的研究和指南进行综合判断。

　　希望本书能为读者提供有关 7.0T 磁共振颅脑影像诊断学的基本知识和实践技能,促进临床医师和研究人员在颅脑疾病的早期诊断和治疗中发挥更大的作用,提高患者的生活质量和健康水平。

　　祝愿读者在学习中有所收获,谢谢!

编　者
2024 年 4 月

目 录

第一章 总 论

第一节 7.0T 磁共振的信噪比与对比

磁共振成像（magnetic resonance imaging, MRI）是一种非侵入、无电离辐射的影像学技术，在疾病诊断和科学研究中广泛应用。在过去的 40 年里，磁共振成像设备在场强、梯度线圈设计和性能方面取得了显著的进步。自 20 世纪 80 年代初，MRI 进入临床应用以来，临床 MR 扫描仪的磁场强度已经从 <0.5T 增加到今天广泛使用的 3.0T。2017 年，全球首台临床 7.0T MR 扫描仪获得了欧盟 CE 认证和美国食品药品监督管理局颁发的临床准入许可；2022 年 6 月，7.0T 磁共振也获得了我国国家药品监督管理局的临床应用批准。至今全球已有 100 余台 7.0T MR 设备装机使用。磁场强度和系统梯度性能的提升使 7.0T MR 设备的信噪比、空间分辨率和组织对比度大幅提高，满足了超高分辨率成像和功能代谢成像的需求。7.0T MR 为神经影像带来了新的机遇，在探索疾病发病机制、早期诊断、疗效监测和疗效评估方面具有极大潜力。

一、信噪比

信噪比（signal-to-noise ratio, SNR）、空间分辨率和成像速度是 MRI 的三个基本要素，三个要素相互制约，决定了 MRI 的成像质量和应用。一般情况下，SNR 的提升意味着成像时间的降低或更清晰地显示组织细节的能力，后者在超高场应用中更为常见。随着场强 B_0 提升，SNR 呈超线性提升（$SNR \sim B_0^{1.65}$）。相较 3.0T 而言，7.0T 的信噪比提升近 4 倍。基于显著提升的信噪比，在 7.0T 平台，血管成像与结构成像已可实现 200μm 等体素或相近体素大小的成像。以皮层成像为例，200μm 等体素的皮层扫描可以更精确显示皮层结构的变化并可指示早期的认知功能变化。超高分辨率成像同样能够显示皮层的微出血灶。以多发性硬化为例，超高分辨率成像已用于研究多发性硬化病灶与血管的关系，并可清晰显示病灶周围的含铁血黄素沉积。这些特征是过去无法通过临床常规磁共振显示的，而目前基于超高场与超高分辨率的影像标志物已用于多发性硬化的疾病分型以及鉴别诊断。

SNR 的提升同时意味着人体多核素磁共振成像成为可能。常规 MRI 以氢质子（^1H）为成像观测核，是目前临床应用范围最广的 MR 成像技术。事实上，大量自旋原子核如 ^{23}Na、^{31}P、^{129}Xe 携带丰富代谢和独特示踪信息，也可提供磁共振信号，这些非质子原子核磁共振成像被称为多核素磁共振成像。^{23}Na 与 ^{31}P 是目前常见的两种多核成像核素，^{23}Na 可以在离子水平反映机体的微环境和钠钾泵的破坏，^{31}P 常常被用于研究骨骼肌心肌等的能量代谢。这些核素在调节物质代谢和维持生理功能等方面发挥着重要作用，利用这些核素进行磁共振成像能够提供更全面的功能和代谢信息。除 ^1H 以外，这两种核素在人体中具有最高的灵敏度。即便如此，如果以 ^1H 的灵敏度作为 100%，^{23}Na 与 ^{31}P 的灵敏度仅约为 0.01%。因此，在临床常规场强下，往往由于图像信噪比和空间分辨率太低而导致多核成像困难，而超高场 7.0T 带来的 SNR 的提升意味着人体多核素磁共振成像成为可能。在 7.0T 环境下，临床中已可使用超短回波时间成像技术在 7min 左右实现 3mm 等体素的全脑 ^{23}Na 成像。成像时间的降低与分辨率的提升均受益于信噪比的提升，这也有希望将更多的多核成像技术纳入到现有临床应用中。

二、对比

对比是影像永恒的主题。临床中，一般基于不同组织间的信号差异实现影像对组织的区分——包括正常组织的区分与异常病灶的识别等。如果两种不同组织在某一组成像参数下表现为相同的信号强度，那么即使提升信噪比或分辨率，依旧无法从影像上对其进行区分。组织在磁共振中的信号特性受到非常多复杂因素的影响，包括组织的成分、微观生化环境等。脑组织在不同场强下的弛豫时间见表1-1。更广泛地，组织的信号特性还会受到包括磁矩交换、扩散、灌注、温度、磁敏感等方方面面的影响。可以将其统称为对比机制。磁共振有别于其他影像模态的一大特点在于它有非常丰富的对比机制。了解这些对比机制，特别是了解在超高场下对比机制的特点有助于更高效地发挥超高场成像的价值。

表 1-1　脑组织在 1.5T、3.0T 与 7.0T 下的弛豫时间　　　　　　　　　单位：ms

	组织类型	1.5T	3.0T	7.0T
T_1	脑白质	640	800	1 200
	脑灰质	1 100	1 300	2 000
	脑脊液	4 000	4 160	4 400
	血液	1 480	1 650	2 100
T_2	脑白质	80	71	47
	脑灰质	84	72	47
T_2^*	脑白质	66	53	27
	脑灰质	75	66	33

以纵向弛豫时间（longitudinal relaxation time, T_1）的变化为例，氢质子的纵向弛豫时间一般随场强提升而增加（表1-1）。如动脉血，T_1 弛豫时间在 1.5T，3.0T 与 7.0T 分别为 1 480ms，1 650ms，以及 2 100ms。增加的 T_1 弛豫时间意味着磁共振序列重复时间的延长与相应的成像时间的增加，增长的 T_1 弛豫时间在时间飞跃法进行血管造影（TOF-MRA）中可以使背景组织被饱和得更强，进而提供更适于血管显示的对比。此外，动脉自旋标记技术（arterial spin labeling, ASL）同样受益于 T_1 时间的增加，本部分将在下文详细介绍。基于改变 R_1（=$1/T_1$）弛豫速率的造影剂，同样受益于超高场环境 T_1 时间的增加。因此，在超高场环境使用更低剂量的造影剂，即可实现高场环境同样的增强效果。

随着场强的提升，组织的横向弛豫时间（transverse relaxation time, T_2）降低。横向弛豫时间降低意味着在相同的回波时间下，超高场将获得更强的 T_2 对比；相对应地，为了获得与临床常规场强相近的组织对比度，超高场一般使用更短的回波时间以减少因 T_2 缩短造成的信号衰减。以颅脑 T_2 加权成像为例，在 3.0T 中回波时间一般在 90ms 以上，在 7.0T 中回波时间仅在 60ms 左右。横向弛豫速率加快和 T_2 权重的加强有利于精细的结构显示以及基于此序列的图像分割。不过 T_2 时间的降低限制了长回波时间的使用，相应地也限制了长回波链的使用。缩短的回波链意味着成像需要使用更多次激发，相应增加了扫描时间。

磁敏感成像是超高场中极具优势的一类成像技术。其常见的成像方式包括 T_2^* 加权成像、R_2^* 成像（R_2^* 即 $1/T_2$）、梯度回波的相位图、磁敏感加权成像（susceptibility-weighted imaging, SWI）、磁敏感定量技术（quantitative susceptibility mapping, QSM），以及功能成像中的血氧水平依赖（blood oxygenation level dependent, BOLD）技术。磁敏感成像技术一般随场强提升可以获得超线性的成像质量提升，这一方面源于随场强提升的信噪比提升，另一方面源于场强线性提升带来的磁敏感对比的增强。

第二节 7.0T 磁共振常用序列简介

一、梯度回波序列

梯度回波序列是超高场环境最主要应用的成像序列。它成像效率高,在一定范围内不易受射频场不均匀的影响,且较少受到特定能量吸收率(specific absorption rate,SAR)的安全限制。同时,梯度回波成像更能发挥超高场环境中 T_2^* 对比的优势——缩短的 T_2^* 时间意味着在超高场中可以使用更短的回波时间获得更高 T_2^* 加权的图像质量。T_2^* 对比及与此相近的磁敏感对比在结构成像中展现了巨大的优势,它不仅可用于静脉造影,还可显示精细的脑深部灰质核团结构,甚至显示灰质内的分层结构。在体的组织学精度成像是超高场的一大临床研究方向,在这方面,T_2^* 对比不可或缺。

梯度回波序列可结合准备脉冲用于功能与代谢成像,如结合 ASL 准备脉冲进行包括血管与灌注的成像,以及结合 CEST 准备脉冲用于研究代谢物浓度。这类应用均依赖梯度回波序列较少地受到射频场不均匀的影响以及较少受到 SAR 限制的优点。压脂,多以水激发脉冲替代传统的压脂脉冲与激发脉冲,这样可以大幅降低射频沉积能量。临床中以二项式脉冲实现水激发。在超高场环境,水脂的频率差异更大,即二项式脉冲内相邻的单元间隔更短,适于压缩激发时间,提高成像效率。

二、快速自旋回波序列

快速自旋回波序列是目前临床中(非 7.0T)应用最为广泛的序列,它成像效率高,不受局部磁场不均匀的影响,承载了绝大部分的临床成像,包括 T_1 对比,T_2 对比,FLAIR 成像等。在超高场中,快速自旋回波序列的应用受到了更多的限制,如高度不均匀的射频场,SAR 的限制,局部磁场不均匀导致的激发、回聚、与反转恢复层面的不匹配,脂肪的化学位移伪影等。快速自旋回波序列需经过系统的优化以在超高场环境发挥其价值。主磁场的不均匀随场强的提升而成倍增加,为克服主磁场不均匀导致的选层变形,超高场环境倾向使用更高时间带宽积的脉冲,不过这意味着序列具有更高的 SAR 值。这一策略类似于为克服金属伪影而进行的脉冲优化。脂肪与水的频率间隔在超高场更大,这有利于抑脂类成像。然而对于非抑脂成像,脂肪的化学位移伪影更难去除,这在骨骼肌肉成像应用中更为受限,如不抑脂的 T_1 对比。激发脉冲与回聚脉冲使用不同的极性可同样实现抑脂的效果,不过这种方式将加剧选层脉冲不匹配导致的信号丢失,特别在空腔等局部磁场偏移较大的区域。

超高场环境中射频场的不均匀导致空间各处的翻转角有较大差异,相应地,空间各处可能表现出不同的对比,这在短回波时间成像中更为明显,即质子密度(proton density,PD)加权与 T_1 加权成像更易受此影响。值得一提的是,PD 成像更多时候会结合准备脉冲进行其他对比的成像,而 T_1 对比一般使用梯度回波类序列替代,如 MPRAGE/MP2RAGE。

容积成像快速自旋回波序列常结合低角度可变翻转角与长回波链。临床应用包括 3D T_2 对比,3D FLAIR 对比与 3D 管壁成像等。由于随场强提升 T_1 弛豫时间增加,T_2 弛豫时间降低,超高场环境中回聚脉冲的调制有别于高场。

三、平面回波采集

平面回波成像(echo planar imaging,EPI)是功能成像领域使用最多的序列,它成像效率高,适于进行 T_2^* 加权(GRE-EPI)与 T_2 加权(SE-EPI)的成像,且可与各类磁化准备模块合用。由于 EPI 采集具有较长的回波链,更易受到 T_2^* 衰减与磁场不均匀的影响,表现为图像有效分辨率的降低与几何失真。功能成像的分辨率一般低于结构成像,具体在 EPI 采集中,成像更易受到体素内散相的影响,表现为厚层或低平面内分辨率时的信号降低,多在空腔附近。

为降低长回波链采集引起的图像模糊与变形,EPI 一般使用较高的相位方向加速倍数。为提升采集效率,EPI 采集常联合同时多层(simultaneous multi slice/multiband, SMS/MB)技术。值得注意的是,在进行毫米或亚毫米附近的 BOLD 成像时,为维持足够的信噪比并控制回波时间在一定范围,可使用高相位方向加速与部分傅里叶采集,如使用 4 倍加速结合 6/8,甚至 5/8 的部分傅里叶填充。在高加速的情况下,除可使用自身采集数据计算重建核,亦可使用其他独立的采集替代,以进一步降低回波时间并缩短回波链。

四、时间飞跃法磁共振血管成像

时间飞跃法磁共振血管成像(time of flight MRA, TOF-MRA)是超高场平台极具优势的成像技术,广泛应用于脑血管病与肿瘤性疾病的研究。超高场进行 TOF-MRA 的优势来自两方面,其一是显著提升的信噪比,其二是增长的 T_1 弛豫时间。对多数技术而言,T_1 弛豫时间的增加意味着序列将花费更长的时间等待磁矩恢复,以至降低采集效率。然而由于 TOF-MRA 的血液对比来自未经脉冲饱和的流入血液与相对应的被脉冲频繁饱和的背景组织,故而 T_1 弛豫时间的增加使血管的对比更强。如豆纹动脉等在常规 3.0T 平台比较难以成像的穿支血管在 7.0T 中都可以清晰显示。在肿瘤的研究中,目前已有一些研究应用 TOF-MRA 研究肿瘤的血管,这对于判断肿瘤的分型、分级与分期等有巨大的临床价值。借助压缩感知技术,目前 7.0T TOF-MRA 的分辨率已可实现接近 200μm。

由于 7.0T 平台独特的环境,特别是 SAR 值的限制,部分在 3.0T 平台可以使用的技术在 7.0T 中使用受限,如借助磁化转移技术(magnetization transfer, MT)进行进一步的背景抑制。另外,在一些临床实践中,特别在一些超高分辨率的成像序列中,序列不使用额外的静脉饱和带去饱和流入静脉血液,动脉与静脉通过后处理进行区分。虽然 TOF-MRA 使用流动补偿的梯度设计,然而流动补偿并无法补偿搏动带来的影响。在 Willis 环以上区域大脑中动脉 M1 段,常可见明显的搏动伪影,这在高分辨或超高分辨率成像中尤为明显,目前依旧需要依据经验对这一区域的成像伪影进行区分。在 7.0T 平台,虽然超高分辨率的血管造影已成为可能,然而成像时间却随之大幅增加。为降低成像时间,序列可使用压缩感知或深度学习等方式提高加速倍数,以将成像时间控制在临床可接受的范围内。

五、扩散加权成像

在临床应用与研究中,扩散加权成像(diffusion weighted imaging, DWI)是不可或缺的成像技术。虽然 DWI 同样受益于信噪比的提升,然而它在超高场环境下中却难以发挥足够的优势,这一状况主要源自相较 3.0T 环境大幅降低的 T_2 弛豫时间。扩散序列一般使用脉冲梯度自旋回波(pulsed-gradient spin echo, PGSE)进行采集,扩散准备梯度置于回聚脉冲的两侧。有别于其他成像技术,扩散成像的回波时间无法自由灵活调节,主要受限于扩散梯度的时间。目前,商用 7.0T 的梯度系统性能与 3.0T 在同水平,故而扩散序列所能达到的回波时间亦与 3.0T 相近。为缩短回波时间,扩散成像在采集时一般结合部分傅里叶技术与并行成像技术。

在 3.0T 中,扩散序列可使用双回波 PGSE 序列以降低涡流引起的图像变形。在 7.0T 中,为控制回波时间,扩散序列以单回波 PGSE 为主。涡流引起的变形,一般在图像域通过额外后处理进行矫正。在 7.0T 中,扩散序列成像的分辨率一般高于 3.0T,这可以降低自体素内的散相。空腔区域与人体组织间有接近 9ppm 的磁敏感差异,这一磁敏感引起的频率偏移随场强线性增加,即更易导致体素内各处磁矩散相加剧导致的信号损失。超高场中因磁敏感增加导致的主磁场偏移将导致扩散成像的变形更为严重。目前商用超高场系统均使配备高阶匀场以提升主磁场的均匀性,不过现有匀场系统在空腔区域附近的匀场效果并不理想。应对类似问题,超高场环境已有包括局部均场线圈在内的商用方案。

单激发采集是最常用的扩散采集方式,特别对于需要采样大量 b 值大小与方向的应用,如扩散峰度成像（diffusion kurtosis imaging，DKI），神经突起方向离散度与密度成像（neurite orientation dispersion and density imaging，NODDI），扩散频谱成像（diffusion spectrum imaging，DSI）等。另一类采集方式为多激发采集，多激发采集可有效缩短 EPI 回波链的时间。目前在商用超高场平台中有两类方式，其一为在读出方向分段采集，并结合导航回波组合各分段采集的数据，称为 RESOLVE。另一类方法为相位方向分段，并通过 MUSE 技术矫正与组合分段数据。这两类技术均可有效提升平面内分辨率。对于同时需要大幅提升层面分辨率的扩散应用，为提升成像信噪比并控制成像时间，目前在研究中可使用分层组或层块采集的方案。对于一个层组或层块，可使用 gSlider 或 3D 采集等方式进行采样。

六、功能成像

神经功能成像，特别是 BOLD，可以说是推动超高场发展的最大动力。超高场环境的 BOLD 成像同时受益于随场强提升的信噪比提升与 T_2^* 权重的增加，这使得超高场下 BOLD 检测神经活动的灵敏度远高于高场 3.0T。

BOLD 成像可分为梯度回波与自旋回波两类，前者的灵敏度更高，更适合反映血液的磁敏感变化，且不受血管尺寸的影响；自旋回波 BOLD 因天然具有自旋回波回聚散相的能力，其灵敏度亦受到血管孔径的影响。在临床成像参数的情境中，自旋回波 BOLD 表现为对毛细血管的灵敏度更高。在生理与认知研究中，部分研究会使用自旋回波 BOLD 替代传统的梯度回波 BOLD 以获取更高的空间定位能力。但是自旋回波 BOLD 的灵敏度依旧远低于梯度回波 BOLD。

BOLD 可用于观察神经系统的生理活动。但是除神经活动引起的信号变化外，其他生理活动亦混在 BOLD 信号中，其中最大的两个源头为呼吸运动与心跳的干扰。以呼吸为例，呼吸将引起局部磁场的偏移，在功能成像中即表现为信号的波动，甚至会因磁场均匀性降低导致伪影。功能成像中可通过同时记录呼吸与心跳信息，并通过后处理方法降低非神经系统外的影响。

七、动脉自旋标记灌注成像

ASL 是一种借助内源性示踪剂实现灌注测量的技术，已经在 1.5T，3.0T 场强下有广泛的临床应用。该技术通过标记一段血液，随后观察血液流经组织引起的信号变化，进而根据模型实现灌注的测量。标记与等待是这个技术的两个重要组成部分——标记部分通过改变血液中氢质子的纵向磁化矢量实现，通常为反转，等待部分的作用为等待被标记的血液流入实质组织的小动脉与毛细血管，以达到充分灌注的状态。从原理上讲，增加等待时间可以确保更充分的灌注，进而提升灌注测量的准确性，特别对于那些需要血液在血管网中花费更长时间到达的区域，然而由于标记是靠改变血液中氢质子的纵向磁化矢量实现，增加等待时间意味着磁化矢量经历更充分的弛豫，即降低了该技术的信噪比——更充分的灌注与更充分的弛豫，它们同时发生，而后者导致灌注更难以被该技术检测到。

基于以上的介绍，超高场可以在两个方向提升动脉自选标记技术的成像质量与准确性：其一，是超高场提供的更高的成像信噪比；其二，则是在超高场环境下增加了氢质子纵向弛豫时间。纵向弛豫时间更长，即可以在更长的等待时间下进行灌注的研究。在 3.0T 场强中，血液的 T_1 时间在 1.65s 附近。被标记的血液每经过 1.14s，其有效标记效率将降为之前的一半。而在 7.0T 场强中，血液的 T_1 时间长达 2.1s，每隔 1.46s 有效标记效率减半。这有助于提升该技术在部分疾病中灌注测量的准确性。

这一技术在超高场中同样面临诸多问题的困扰，其中最为突出的是磁场均匀性的影响，包括射频场与主磁场。以目前在临床使用最为广泛的伪连续式标记（pseudo-continuous ASL，pCASL）为例，该标记方式会选取一个在感兴趣灌注区域供血源端的平面，平面与供血动脉垂直。所有流经这一平面的动脉血将被翻转，即被标记。如果供血动脉流经标记层面处的射频场能量不足，血液将仅被部分翻转，导致标记效率降低；如果标记处的主磁场存在严重的偏移，标记效率将同样受到影响。

对于主磁场，目前一般通过高阶匀场等方法降低标记层面主磁场的频率偏移，或根据血管所在的位置，进行更有针对性的匀场。已有诸多研究工作表明优化主磁场的均匀性可显著提升该技术在超高场中的成像质量。提升射频场的磁场均匀性可同样提升标记效率，然而这面临更大的技术挑战，主要来自如下几方面：商用线圈的射频场空间覆盖能力有限，能量在幕下区域快速降低，导致磁矩仅被部分翻转。提升射频的强度能够一定限度补偿翻转角不足，然而常常射频能量的水平已接近 SAR 的限制，实际应用中射频强度往往难以进一步提升。序列端的优化，如射频的优化与相伴的梯度的优化，以在 SAR 的限制内提升标记的效率与标记的鲁棒性。这同样需要设备端提供更为灵活易用的射频场匀场支持，例如可针对标记层面与具体供血动脉进行针对性优化的方案。

八、血液容积成像

血管空间占有率（vascular space occupancy，VASO）是用于研究血液容积成像的技术，这一成像技术是目前超高场功能研究中除 BOLD 外的另一主要方法。BOLD 技术由于依靠磁敏感效应，更易受到静脉的污染，以致 BOLD 显示的激活区域更贴近皮层的表层，而难以反应皮层内的神经活动。血液容积成像技术能够克服 BOLD 的缺陷，提供更准确的空间定位能力，这对研究皮层内的功能活动更具价值。这一技术依靠血液与血液周围组织的纵向弛豫时间的差异，主要由反转恢复脉冲与其后的采集构成。它的原理可类比为临床中使用的 FLAIR，不过不同在于 FLAIR 压制的是自由水，VASO 中反转脉冲压制的是血液的信号。当一个体素中的血液容积增大，即有更大的区域被压制掉——通过测量信号的降低即可实现对血液容积的测量。

这一技术同样受益于超高场环境中大幅提升的信噪比。在近年 VASO 技术的一些变体中，非选层反转恢复已被选层反转替代，结合其他序列层面的优化，目前该技术已有相对完善的处理非理想因素的方案。但是作为一种功能序列，虽然 VASO 可以提供血液容积信息，然而它仅能反映血液容积的变化而无法提供静态的血液容积信息，这导致它并不适于临床应用。另外，在超高场中常见的 VASO 变体，如 slice saturation slab inversion VASO（SS-SI VASO），成像区域依旧受限。在超高场功能成像中，许多研究均使用 VASO 研究初级视觉皮层与运动皮层的皮层内功能活动，即研究皮层内不同分层间的激活情况。VASO 为磁共振神经功能成像提供了可以精确到皮层内的空间解析能力，这一技术暂时主要应用于认知等领域的研究，未来将其应用于临床中尚需深入的研究。

第三节　7.0T 磁共振检查规范

一、检查前准备

1.检查前认真核对检查申请单，查阅患者资料，明确检查项目的目的和要求。

2.确认患者无禁忌证，向患者耐心解释并认真阅读注意事项，按要求做好听力保护等准备。检查过程中不能随意运动。如有异常可通过设备配备的通信工具及时与工作人员联系。

3.患者进入磁体间前，请更换衣物，务必除去随身携带的所有金属物品和磁性物品并妥善保管，以免这些物体对患者造成伤害，影响图像质量。

4.向患者耐心解释详细介绍整个检查流程、所需要的检查时间以及检查时设备的噪声，消除患者的恐惧心理，争取患者检查时的配合。

5.危重患者检查需要有临床医生陪同，保证所有抢救器械、药品准备齐全，一旦发生紧急情况，应立即转移至磁体间外抢救。

二、线圈选择和患者体位

1. 线圈选择　选择头部专用线圈,通常为单通道发射 32 通道接收(1T × 32Rx)头线圈或 8 通道发射 32 通道接收(8T × 32Rx)头线圈,将其放置在检查床上。

2. 受试者体位　患者采用标准成像体位,仰卧位,头先进,头颅置于线圈内。双手自然置于身体两侧,双手双脚避免交叉形成环路,身体长轴与检查床长轴一致。患者体位在尽可能舒适的前提下保证左右对称。由于 7.0T 磁共振扫描时间通常较长,需要使用固定工具(通常为泡沫)将患者头部固定于线圈中,避免或减轻扫描过程中受试者头动。

3. 扫描定位　定位中心位于眉间,双眉中心对准"十字"激光定位灯的横线,头颅正中矢状面对准"十字"激光定位灯的纵线。利用一键进床将受试者送至磁场中心。

三、检查成像方位

采用三平面快速三维定位成像序列同时扫描获得横断面、冠状面和矢状面的定位像(图 1-1)。

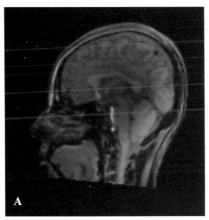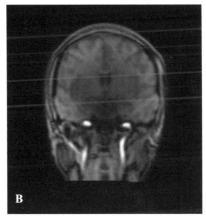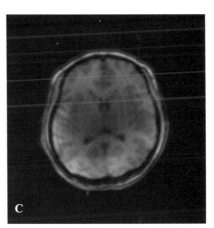

A. 矢状面;B. 冠状面;C. 横断面。

图 1-1　三平面定位法

1. 横断面　以冠状面和矢状面的定位像为参考,设置横断面的具体扫描层面。在冠状面的定位像上,横断面的扫描层面平行于两侧颞叶底部的连线,保证图像的左右对称。在矢状面的定位像上,横断面的扫描层面平行于前后联合连线或前颅凹底。

2. 矢状面　以冠状面和横断面的定位像为参考,设置矢状面的具体扫描层面。在冠状面的定位像上,矢状面的扫描层面平行于大脑正矢状裂和脑干。在横断面的定位像上,矢状面扫描层面平行于大脑正矢状裂。

3. 冠状面　以横断面和矢状面的定位像为参考,设置冠状面的具体扫描层面。在横断面的定位像上,冠状面的扫描层面垂直于大脑正矢状裂。在矢状位的定位像上,冠状面的扫描层面平行于大脑正矢状裂。

第四节　7.0T 磁共振成像优势与研究进展

在过去的 20 年里,医学影像学的进步使中枢和周围神经系统疾病的诊断和治疗发生了革命性的变化,超高场磁共振成像已经成为研究人类大脑的一种重要研究技术,微小结构的特殊细节能够实现可视化,无须尸检就能检测到与疾病相关的解剖变化,能够显示大脑正常及异常病理结构改变。由于磁共振扫描仪的信噪比随着静磁场强度的增加而增加,与较低磁场相比,7.0T 的主要优势是更高的信噪比和对比度。由于中枢神经系统相对不受心脏搏动和呼吸运动的影响,是最有可能受益于超高场 MRI 的解剖区域,也使得我们可以使用更长的采集时间和更高空间分辨率的序列。7.0T MRI 在中枢神经系统最明显的优势是可以获得更高的大脑空间分辨率,更容易检测到如脑灰质及白质等部位的病变以及异常。7.0T MRI 在检测功能和代谢(如代谢活性、血管生成和蛋白质合成)变化能力方面也优势突出,由于更高的信噪比和代谢物峰的分离,7.0T MRI 通过频谱分辨率的提高,还可以测量更多的功能代谢物质。超高场 MRI 缩小了放射科医生的宏观视角和病理学家的微观视角之间的差距。

超高场磁共振之所以能在临床投入使用,不仅有赖于扫描序列、参数以及图像重建算法等软件技术的不断开发迭代,同时也要归功于硬件技术的日臻成熟。1999 年,美国明尼苏达大学磁共振研究中心(CMRR)安装的全球第一台 7.0T 磁共振被该中心的创始人 Kamil Ugurbil 教授称为"Lego 7.0T"。这台 7.0T 磁共振融合了多个公司的技术:磁体由 Magnex 提供,梯度的研发与生产由西门子公司完成,射频则是 CPC 公司负责。可想而知,这台磁共振主要解决的是 7.0T 能否成功运转的问题,而不是安装是否便捷的问题,其被动屏蔽磁体所需的外部屏蔽材料就重达几百吨。2002 年,7.0T 磁共振安装在美国麻省总医院(MGH),让人们看到了 7.0T 磁共振应用于临床的曙光。但其磁体仍重达 45 吨以上,运输和安装周期比较长,同时对于场地的面积、承重要求颇高。2017 年全球临床机构开始运行改良后的 7.0T 磁共振。其轻便磁体仅为 17 吨,是唯一能空运的超高场磁体,所需的最小场地面积为 $65m^2$,极大程度地解决了超高场设备对运输和在临床机构场地要求高的难题。

一、多发性硬化

多发性硬化(multiple sclerosis, MS)是最常见的免疫介导的中枢神经系统炎性脱髓鞘疾病。过去几年里,7.0T MRI 体外研究对大脑皮层病理学研究有了新的认识,可以检测到更多数量的皮层病变,可用于检测皮层结构的变化,如多发性硬化的皮层微梗死和皮层多发性硬化斑块的可视化。7.0T MRI 提高了对 MS 皮层斑块的检测率,特别是枕叶皮层区域的多发性硬化斑块。患者进行 1.5T 和 3.0T MRI 成像时,通常无法评估这些病变,但这种类型的皮质病变可导致神经功能障碍,在疾病早期阶段就存在,疾病进展过程中对患者的影响也很突出。

采用适当的序列,皮质病变检测可能在患者监测中发挥作用。由于 7.0T 的空间分辨率高于 3.0T,可以更精确地将 MS 皮层病变分为皮层病变、皮层 - 皮层下病变或单纯皮层下病变。斑块状软脑膜下脱髓鞘是 MS 的一个特殊征象,很少在其他炎症性和神经退行性中枢神经系统疾病中发现。此外,7.0T MRI 已被证明在显示 MS 斑块的静脉周围分布和识别 MS 病灶中心的小静脉方面具有特异性,即所谓的中央静脉征(central vein sign, CVS),CVS 被认为是 MS 一种新的生物学标志物,该征象因其在白质病灶病理鉴别诊断以及 MS 放射学诊断中作用受到极大关注。在一项包含 7 名 MS 患者和 358 个白质病变的研究中,7.0T T_2* 加权序列能够在 87% 的病灶中发现 CVS,而 3.0T 仅能在 45% 的病灶中确定 CVS。MS 患者中 80% 的病灶是在静脉周围,而非 MS 患者中有 19% 的静脉周围病变。这些结果表明 7.0T T_2* 加权 MRI 能够在鉴别临床确诊的 MS 患者和非 MS 患者中发挥重要作用。

除了检测 CVS,7.0T MRI 还使得检测 MS 中的脑皮层灰质病变成为可能。脑皮层灰质病变通常在组织病理学检查中发现,但由于对比度和空间分辨率限制,其在低场强下难以检测到。Cocozza 等人的研究表明,7.0T 三维 T_1 加权图像能够检测到 MS 病人的皮层病变。Treaba 等人在一项纵向研究中将 7.0T T_2* 加权梯度回波采集与基于表面的分析相结合,证明了 MS 中的皮质病变优先在皮质内和脑沟内发展,并且皮质病变的堆积总体上与白质病变的累积无关,这表明这些病变的发病机制是由炎性相关过程驱动的。

在 MS 中，对新发病变中发生的动态炎症病理改变进行准确的体内表征，可能对理解疾病的发病机制和组织破坏机制具有重要意义。脑实质铁沉积可能与多发性硬化症患者的多种病理过程有关，可能被用作反映活体疾病病理的 MRI 标记物。在 MS 活动期，铁从死亡的少突胶质细胞中释放，导致铁在细胞外积累，并被巨噬细胞和小胶质细胞摄取。超高场 7.0T MRI，特别是相位对比，对急性 MS 病变的组织变化非常敏感。在急性病变中，相位边缘的低信号反映了炎症边缘的扩张，可能直接对应于血脑屏障开放的炎症副产物和后遗症。7.0T MRI 动态增强与 T$_2$* 及相位图结合，可以识别 MS 病灶的脱髓鞘前部和炎症。研究表明应用 7.0T FLAIR、T$_2$* 及 SWI 序列显示 MS 的 CVS 及特征性低信号环可以区分 MS 与 NMOSD、微血管病变、进行性多灶性白质脑病等。

总之，尽管超高场 MRI 尚未成为 MS 标准成像方案的一部分，但它已经能够改进成像表征和识别 MS 病理生理学的不同方面，从而为研究个体差异和疾病演变提供新思路。

二、癫痫

目前全球约 5 000 万人罹患癫痫，高达 30% 的患者有致残性癫痫发作。局灶性皮质发育不良（focal cortical dysplasia，FCD）、颞叶内侧硬化（mesial temporal sclerosis，MTS）是耐药局灶性癫痫综合征的两个最常见原因，抗癫痫药物难以治愈。对于药物难治性癫痫患者，手术可能是消除癫痫发作的最佳方案。在术前癫痫检查中，神经影像学是确定致痫灶的关键手段。然而，大约三分之一的局灶性癫痫患者在 1.5T 或 3.0T MRI 上不能确定病灶。而超高场 MRI 带来的信噪比和空间分辨率的提高有助于定位隐源性癫痫发作区域。Feldman 等人的研究发现，在 37 名 1.5T 或 3.0T MRI 没有发现病灶的局灶性癫痫患者中，7.0T MRI 能够显示其中 25 名患者存在异常，其中 15 个异常对应于临床怀疑的癫痫发作区域，这些异常的发现改变了后续的临床路径。该研究同时也发现了 7.0T SWI 序列对检测发育性静脉异常、海绵状血管畸形和多小脑回畸形非常敏感，这些发现很多与疑似癫痫发作部位相关。

在一项包含 67 名具有耐药性和术前 3.0T MRI 评估没有发现病灶的癫痫患者队列中，对 7.0T 图像进行独立视觉评估，能够在 22%（15/67）的患者中检测到之前未发现的微小病变，在利用形态学分析程序对 7.0T T$_1$-MP2RAGE 序列化处理后，这一比例增加到了 43%。Feldman 等人对 7.0T MRI 的定量分析显示，相较于健康志愿者而言，癫痫患者的血管周围间隙分布具有不对称性。因此，血管周围间隙的定量评价为研究癫痫对大脑的影响提供了重要生物标志物，并有助于在手术计划中定位癫痫发作区。

最近的研究表明 7.0T MRI 对海马形态和内部结构具有出色的显示能力。Feldman 等人发现 7.0T MRI 能够改善癫痫患者的海马异常检测，该异常与部分患者的脑电图和临床发现一致。相似地，另一项研究使用超高场 MRI 在颞叶癫痫患者中检测到与组织病理学相关的皮质亚区病理改变。对海马内部结构的评估显示，与健康对照组相比，新皮质和颞叶内侧癫痫患者的海马血管密度具有不对称性，不对称降低的血管壁密度与疑似癫痫发作区位于同侧。7.0T 的容积分析和磁共振波谱发现海马亚区萎缩通常影响颞叶癫痫患者海马的 CA3 并改变代谢物浓度（主要降低谷氨酰胺水平）。Shah 等人使用 7.0T 静息态 fMRI 证明了内侧颞叶的功能网络不对称性能够区分颞叶癫痫亚型，这表明 7.0T 有可能改善适合手术切除的颞叶癫痫患者潜在脑网络中断的定位。

三、神经退行性疾病

7.0T MRI 在神经退行性疾病领域的研究主要集中在：①痴呆，包括阿尔茨海默病（Alzheimer's disease，AD）和血管性痴呆；②帕金森病（Parkinson's disease，PD）。尽管过度磷酸化 tau 和 β-淀粉样蛋白被认为是 AD 发病机制中的关键介质，但越来越多的研究表明，铁代谢的改变也起着重要作用。对已故早发性和迟发性 AD 患者以及对照组额叶皮层进行 7.0T T$_2$* 加权 MRI 显示 AD 患者的皮质分层严重破坏，这与皮质髓鞘和铁积累的变化有关。后续研究评估了 AD 患者和对照组的内侧颞叶，结果显示 AD 患者的可见皮层纹理变化更多,而晚期 AD 患者的皮层分层严重变形,可见皮层分层的外观变化与弥漫性皮层铁改变和铁沉积有关。

在一项探索 AD 患者记忆丧失的神经发病机制系列研究中,研究者使用 7.0T MRI 描绘了 AD 患者海马不同亚区的萎缩模式。Bouvy 等人的研究表明失忆性轻度认知障碍患者大脑皮层微出血附近的明显血管周围间隙扩张与早期 AD 患者之间的拓扑相关性,这可能是由于与血管周围淀粉样蛋白沉积相关的间质液引流受损所致。作者认为,在超高场下扩张的血管周围间隙可能是 AD 患者脑淀粉样血管病的间接神经影像学标记物。

对靶点核团(如丘脑下核、内侧苍白球和丘脑腹侧中间核)进行深部脑刺激(DBS)是一种广泛应用于 PD 患者的外科治疗方法。与临床常用的 1.5T 或 3.0T MRI 相比,7.0T MRI 的对比度、空间分辨率和信噪比的提高改善了对 DBS 靶核的可视化。Patriat 等人对 DBS 术前的 PD 患者进行 7.0T MRI 扫描,使用基于纤维束成像的分割方法可将内侧苍白球分割为运动、联合和边缘部分,并以可重复的方式确定了功能区域。相似地,使用基于脑结构连接的分割方式,利用丘脑底核与运动区、边缘区和联合皮质区的连接来绘制特发性 PD 患者丘脑底核的不同亚区,进一步促进了 DBS 手术的个性化治疗。

Cho 等人使用 7.0T MRI 研究了 PD 患者和健康志愿者之间黑质解剖模式的差异,这有助于 PD 的早期诊断。最近的一项研究表明,与健康老年人相比,轻中度 PD 患者的 STN 形态和微结构组织发生了显著变化,这表明 PD 的神经退行性改变超出了黑质致密部,涉及超直接和间接基底神经节通路。Poston 等人利用 7.0T 定量磁化率图(QSM)来分割 PD 患者与 PD 进展相关的中脑核团。作者研究表明,轻 - 中度 PD 患者中更小的 STN 体积与更长的疾病持续时间和更严重的运动迟缓 - 僵硬评分相关,但与震颤或姿势不稳定性评分不相关。最后,超高场成像已被用于识别 PD 患者海马亚区的变化,这加深了我们对 PD 中情景记忆障碍相关潜在的神经病理学机制的理解。

总之,7.0T MRI 图像分辨率的提高能够显示神经退行性疾病病理生理学中感兴趣的精细结构和病变,包括大脑皮层、海马亚区、脑干核团和微出血等。7.0T MRI 已成功用于检测 AD 和 PD 疾病的生物标志物,并可能为评估痴呆症的其他无创成像方式提供强有力的补充。

四、脑血管疾病

7.0T MRI 可用于评价亚毫米尺度的脑血管病变(如皮层微梗死)和血管系统,因此能够更好地表征脑卒中在内的脑血管疾病。7.0T MRA 已成功用于对脑内细小穿支动脉进行成像,如豆纹动脉,而这些血管在常规成像上难以显示。超高场 MRI 对较低场 MRI 常看不到的皮层微梗死等缺血性病变的显示具有优势,对包括微出血在内的不同病理类型的识别和特征显示具有重要价值。皮层微梗死(cortical microinfarcts,CMIs)是一种小型梗死(在 50μm 到几毫米之间),通常无法通过常规 MRI 检测到,而 7.0T MRI 可以检测出不同类型的 CMIs。对痴呆患者尸体行 7.0T MRI 检查并与病理检查相比较,发现 AD 相关淀粉样血管病(cerebral amyloid angiopathy,CAA)检测到的 CMIs 明显更多,7.0T MRI 和神经病理检查检测到的 CMIs 的平均数量具有可比性。与 3.0T 相比,7.0T MRI 可以更好地显示脑梗死病变内部细节,与周围正常组织之间的图像对比度更高。血管周围间隙扩大是脑小血管病(small vessel disease,SVD)的特征,与年龄、腔隙性梗死和白质病变有关,7.0TMRI 可以更好地将血管周围间隙可视化。

超高场 MRI 的另一个新兴应用领域是颅内动脉解剖和病理成像。由于 T_1 纵向弛豫时间增加,促进了背景抑制并增加了周围小血管内流动自旋的对比度。高分辨率 MRA 可以改进豆纹动脉等小动脉血管的检测。对颅内动脉粥样硬化的评估,7.0T MRI 优于 3.0T MRI,可以检出更多血管壁病变。超高场 MRI 在颅内动脉瘤的成像方面可以识别出在低空间分辨率下无法显示的动脉瘤壁微结构。因此,MRI 和 MRA 技术的结合能够在脑实质和脑血管水平对脑血管疾病的各个方面进行评估,从而使较低场 MRI 无法识别的病理特征得以检出。

颅内动脉粥样硬化是缺血性脑卒中的主要危险因素。除了显示更小管径颅内动脉的管腔外,还有研究利用超高场成像的优势直接评估颅内血管壁。7.0T MRI 在颅内动脉粥样硬化患者的血管壁表征和动脉粥样硬化斑块内纤维帽和脂质核心的显示方面优于 3.0T MRI。另一项将血管内超声和 7.0T MRI 结果与组织学相关联的研究发现,7.0T MRI 是检测颅内动脉内动脉粥样硬化负荷的可靠方法。最近对 130 名有血管疾病病史的患者进行的一项研究中,使用 7.0T 磁共振血管壁序列检查了颅内动脉粥样硬化负荷与颅外动脉粥样硬化的几个标志物之间的关系,发现踝臂指数、存在颅外颈动脉狭窄、颈动脉内膜中层厚度和肾小球滤过率降低都与较高的颅内动脉粥样硬化负担相关。Lindenholz 等人使用 7.0T 血管壁 MRI 研究了缺血性脑卒中或短暂性脑缺血发作患者颅内血管壁病变负荷与血管危险因素之间的关系。结果表明,除了吸烟之外,已确定的常见心血管危险因素,如年龄增加、糖尿病和高血压与这些患者 7.0T MRI 颅内血管壁病变的数量和对比剂强化程度增加有关。该研究组还使用 7.0T MRI 显示了缺血性卒中后接受血栓抽吸治疗的患者与未接受血栓切除术的卒中患者的血管壁外观的差异。

7.0T MRI 更高的 SNR、空间分辨率和更好的液体抑制等优点被用来评估动脉瘤的破裂风险。Sato 等人使用 T_1-MPRAGE 序列显示动脉瘤壁微结构的钆对比剂增强,发现内壁强化与内壁层的新生血管和相邻血栓相关,外壁强化与动脉瘤壁中形成的滋养血管有关,证实了 7.0T MRI 中动脉瘤壁的强化特点与动脉瘤不稳定性相关。另一项比较 7.0T 和 1.5T 的研究表明,7.0T MRI 能够更好地检测和表征未破裂动脉瘤。Wrede 等人证明 7.0T TOF-MRA 对动脉瘤的显示能够与数字减影血管造影相媲美。

综上所述,超高场血管壁成像在脑血管疾病评估中的应用可以实现早期诊断,更好地监测潜在疾病过程,并为颅内血管疾病的管理提供有价值的信息。然而,目前扫描时间长及出于安全性考虑等限制了 7.0T MRI 在急性卒中患者评估中的使用。

五、脑肿瘤

最近的研究表明,7.0T MRI 可以获得比 1.5T 和 3.0T MRI 更好的微血管信息,有助于胶质瘤患者的早期分级。例如,Moenninghoff 等人的研究发现在 7.0T SWI 下,高级别胶质瘤比低级别胶质瘤具有更丰富的肿瘤微血管分布。Grabner 等人的研究也发现利用局部图像方差技术定量 7.0T SWI 的低信号微血管结构有助于鉴别弥漫性浸润性胶质瘤的等级和异柠檬酸脱氢酶(IDH)突变状态。Christofordis 等人证明使用超高场梯度回波获得的肿瘤假性红斑在组织学上与增加的微血管和整体肿瘤分级相关。

TOF-MRA 在 7.0T 下的优势包括 SNR 更高、更长的 T_1 弛豫时间增加血管组织对比度,以及动脉血管的高信号。因此,7.0T TOF-MRA 能够非侵入地评价肿瘤内的微血管系统,更高级别的胶质瘤倾向于有更多的新生血管。此外,7.0T 血管成像也被用于研究抗血管生成治疗后胶质瘤微血管系统的纵向改变,在评估侵袭性脑肿瘤患者的治疗响应方面具有潜在的应用价值。

Regnery 等人对比研究了胶质母细胞瘤患者的 7.0T 高分辨率 FLAIR 图像与临床常规 3.0T FLAIR 图像,结果表明 7.0T FLAIR 具有显著更高的白质 SNR 和更好的灰质和白质的对比度。因此,7.0T FLAIR 能够更好的显示肿瘤浸润,从而改变放疗计划中的靶体积。

最近的一项研究表明,7.0T ^{23}Na MRI 与胶质瘤患者的 IDH 突变状态相关,在影像引导活检、手术和放射治疗中具有潜在的应用价值。作者还报道了从胶质瘤的中央坏死区到正常白质区域的 ^{23}Na 浓度连续降低,这表明与肿瘤浸润相关。

高场强可改善的磁共振波谱(MRS)的 SNR 和谱色散,从而分别提高其对不同化学物质和代谢物的灵敏度和特异性。同时,SAR 增加、磁场不均匀性和快速 T_2^* 弛豫等也给 7.0T MRS 的数据采集带来了挑战。尽管存在这些挑战,早期的 7.0T 研究表明,短回波自旋回波 MRS 序列能够用于检测肿瘤区域与正常大脑区域的特征差异,并成功鉴别短回波代谢物,特别是谷氨酸和谷氨酰胺,这种鉴别在 3.0T 或者更低场强下目前仍然是比较困难的。在过去的十年中,研究者提出了不同的 MRS 采集方法来处理超高场成像的挑战。例如，Hangel 等人在 10 名脑胶质瘤患者中将 7.0T MRS 与基于块的超分辨率重建相结合，从而识别出复杂的代谢活动，这些活动与 PET 上的示踪剂摄取一致。在随后的研究中，Hangel 等人使用快速高分辨率全脑 3D MRS 方法在 23 名高级别胶质瘤患者中成功证明了肿瘤区域和肿瘤周围组织之间多种代谢物的代谢差异。例如，An 等人在 7.0T 下使用双读出交替梯度平面回波谱成像（DRAG-EPSI）方法，在一小批胶质瘤患者中获得了可靠的高分辨率 2- 羟基戊二酸（2-HG）成像。Bisdas 等人在 9.4T 下使用 MRS 直接测量由 IDH 突变的特定病理生理学引起的代谢改变，包括肿瘤代谢物 2-HG 的存在，以及谷氨酸和谷氨酰胺的显著减少。

化学交换饱和转移成像（chemical exchange saturation transfer imaging, CEST）是一种新的对比技术，能够以更高的灵敏度检测低浓度代谢物，已经在临床和超高场强下用于区分胶质瘤。Paech 等人证明弛豫补偿酰胺质子转移（amide proton transfer, APT）MRI 的信号强度与新发高级别胶质瘤患者的总生存期和无进展生存期显著相关。Meissner 等人的研究表明弛豫补偿中继 NOE（rNOE）介导的 7.0T CEST 成像能够在 12 名胶质瘤患者放疗结束后立即区分出有反应者和无反应者，这比标准临床评估至少提前了 4 周，这也表明 CEST MRI 有可能用于胶质瘤患者的早期反应评估。Paech 等人证明弛豫补偿多池 CEST MRI，特别是低场 rNOE 抑制 APT 成像，能够预测 IDH 突变状态和区分高级别和低级别胶质瘤，这表明该技术有可能作为胶质瘤的非侵入性成像标志物。

总之，与临床常规 MRI 相比，超高场 MRI 改善了微小血管的检测、肿瘤边界的显示、肿瘤内微环境的表征以及治疗后效果的检测。然而，MRS 和 CEST 等新技术的挑战仍然存在，还需进一步研究。

第五节 7.0T 成像技术进展

一、快速磁共振成像

由于 7.0T MRI 通常采用高空间分辨率进行成像，因此扫描时间很长，不仅容易导致运动伪影和病人不适，也极大地限制了 7.0T MRI 的应用潜力。并行成像和压缩感知（compressed sensing, CS）是用于加速 7.0T MRI 的两种最常用方法。由于 GRAPPA 比 SENSE 更适合处理 7.0T MR 扫描仪的 B_0/B_1 场不均匀性，Lupo 等人将 GRAPPA 方法用于加速 7.0T SWI，该方法可以将 7.0T SWI 的扫描时间减少到原来的 $1/3 \sim 1/2$，并且不影响血管对比度和小血管检测。Gottwald 等人采用伪螺旋笛卡尔欠采样和压缩感知重建来实现高时空分辨率的 4D 流动 7.0T MRI，扫描时间为 10min。高时空分辨率 4D 流动 MRI 能够为颅内动脉和动脉瘤提供可重复和准确的定量血流值。近年来，深度学习重建也全面进入 7.0T MRI。Zhang 等人提出了一种深度学习重建模型用于加速定量磁敏感和 R_2^* 映射，并在 7.0T 磁共振扫描仪上进行了前瞻性验证。目前，7.0T 磁共振的主要生成厂商也已经开发出了适用于 7.0T MRI 的深度学习重建系统，如西门子的 Deep Resolve、GE 的 AIR Recon DL。将 7.0T MRI 和深度学习重建相结合，将进一步提高成像速度和空间分辨率。

二、多核 7.0T 磁共振成像

除了传统的 ^1H 成像外，大量自旋原子核如 ^{23}Na、^{31}P、$^{35/37}Cl$、^{17}O 携带丰富代谢和独特示踪信息，也可提供 MR 信号，这些非质子原子核 MRI 被称为多核素（X- 核）MRI。由于自然丰度和 / 或浓度较低，以及旋磁比较低，人体内源性的多核 MR 信号水平只有 ^1H 信号水平的 10^{-3}（^{23}Na）到 10^{-7}（^{25}Mg）。因此，在低场强下多核素 MR 成像的信噪比很低，并不能被很好地观测到，只有在超高场强下或超极化状态下才能被检测到信号。

在多核 MRI 中，^{23}Na 与 ^{39}K 是目前常见的两种多核成像核素，这两种核素在人体中具有较高的灵敏度，且与 Na$^+$-K$^+$ 离子泵（见下文）直接相关。但在高场环境（3T）中，成像的分辨率依旧难以达到常规高场环境下功能成像的大小，且缺乏信噪比和对比度。超高场的信噪比相对高场有指数级提高。目前在 7.0T 环境下，临床中已可使用超短回波时间成像技术在 7min 附近实现 3mm 等体素的全脑 ^{23}Na 成像。其最高分辨率可达到 1.6mm × 1.6mm，成像时间约 17min，在体定量分析组织内 ^{23}Na 浓度，能够反映组织能量代谢状态以及细胞膜的完整性。在评估急性卒中缺血半暗带、胶质瘤诊断分级与疗效评价及早期评估神经功能障碍等方面有了初步进展。

Na$^+$-K$^+$ 离子泵是一种跨膜 ATP 酶，首次于 1957 年发现，并获得了 1997 年的诺贝尔化学奖。每消耗一个 ATP，Na$^+$-K$^+$ 离子泵就会从细胞中泵出 3 个 Na$^+$，并将 2 个 K$^+$ 泵入细胞。Na$^+$-K$^+$ 离子泵维持了细胞内外的电位和 Na$^+$，K$^+$ 浓度，而 Na$^+$ 和 K$^+$ 的浓度是以下生理活动的基础：关键神经元兴奋性维护，动作电位的传导，辅助运输系统参与突触的神经递质和调节细胞体积、pH 值及 Ca^{2+} 浓度。因此，^{23}Na 成像和 ^{39}K 成像可以反映细胞微环境和整体稳态的变化，以此来检测多种疾病。最近，研究者使用成像灵敏度低于 ^{23}Na 的 ^{35}Cl，也在临床可行的扫描时间内实现 MR 成像。结果表明，^{35}Cl 成像可能揭示与氯离子稳态丧失相关的病理生理变化（表 1-2）。

表 1-2 质子与其他核素的对比

核素	自旋	自然丰度 /%	体内浓度 /(mol/L)	$\gamma / 2\pi$(MHz/T)	体内相对信噪比 /%
^{1}H	1/2	99.99	79	42.58	100
^{23}Na	3/2	100	0.041/0.3	11.27	$(1.8 \times 10^{-2})/(1.3 \times 10^{-1})$
^{31}P	1/2	100	0.001	17.24	1×10^{-2}
^{35}Cl	3/2	75.78	0.027	4.18	2.2×10^{-3}
^{39}K	3/2	94	0.108	1.99	1.6×10^{-3}

三、并行发射技术 pTx 与射频匀场

射频场的不均匀是超高场成像的一个巨大挑战。射频场不均匀可引起图像对比的变化，甚至成像的失败。造成这一现象的原因在于，随场强升高，射频脉冲的频率升高，相应的射频脉冲波长降低。射频脉冲波长的降低导致射频脉冲更易受到干涉的影响，引起射频场的均匀度下降。以颅脑成像为例，在 3.0T，即 128MHz 环境，射频脉冲在颅脑内的波长约为 30cm；在 7.0T，即 300MHz 环境，波长仅为 13cm，远低于成像区域的尺度。为提升超高场射频场的均匀性，超高场一般搭配多通道射频发射系统，借助并行发射技术实现射频匀场或实现选择性激发。在多通道射频发射系统中，各通道支持独立调控。射频匀场即通过调整各射频通道的脉冲实现提升射频场均匀性的技术，可分为两类，静态匀场与动态匀场。在静态匀场中，各射频通道使用相同波形的脉冲，仅调整幅值与相位；在动态匀场中，各射频通道的脉冲波形均独立可控。射频匀场可显著提升射频场的均匀性。对于成像区域或射频匀场区域较小的情况，静态匀场可取得较好的效果。随着成像区域的扩大，静态匀场的提升降低。动态匀场可以在更大的自由度提升射频场的均匀度。不过受限于实时脉冲设计等限制，该方法在临床中的推广与应用尚不全面。随着超高场设备进入临床，并行发射技术已成为超高场蓬勃发展的技术方向。近年来，已有诸多方法应用于临床研究中，如通用脉冲（universal pulse）和直接信号控制（direct signal control）等。

四、化学交换饱和转移

磁共振成像在临床诊断组织解剖和功能方面产生了深远影响，但目前临床实践中的 MRI 技术在分

子水平的诊断方面尚未普及。2000 年,使用可交换质子作为 MRI 对比剂被提出,通过选择性射频脉冲
(RF)饱和特定质子的方式展示了这种对比效果的开关控制,并将这种方法命名为"化学交换饱和转移"
(CEST)。化学交换饱和转移成像在诊断病理组织和治疗分子反应的检测提供分子信息领域具有潜力。
这种提供分子成像的潜力推动了大量的研究工作,将化学交换饱和转移方法应用于现代放射学临床。最
初的临床研究显示,其在评估脑血管性卒中、癌症、骨关节炎、肌肉生理学、淋巴水肿、多发性硬化和其他
神经系统疾病方面具有很高的实用价值。

(一)化学交换饱和转移成像的机制

共振频率与大量水质子不同的可交换质子通过射频脉冲被选择性地饱和。当可交换质子与水质子
以由进行交换时,饱和效果随后传递到大量水分子,导致水信号略微衰减。长时间的射频脉冲将显著增
强这种饱和效应,最终在水信号上变得可见,从而间接地对低浓度溶质的存在进行成像。这些频率依赖
的饱和效应类似于传统的磁化转移,通过将水饱和度(S~sat~)除以未饱和信号(S~0~)并作为饱和频率的函数
绘制,形成所谓的 Z- 谱。对水频率的直接饱和可能干扰化学交换饱和转移效应的检测,为了解决这个问
题,可以通过磁化转移比不对称性分析(MTR~asym~)以水频率为中心进行对称性处理。这种分析假设溶质
和水质子的互不相干扰(尽管这不一定成立),但作为一种初步近似的方法效果良好。这个过程通过以下
公式进行右(-Δω)和左(Δω)信号强度比的相减来描述:

$$MTR_{asym}(\Delta\omega)=[S_sat(-\Delta\omega)-S_sat(\Delta\omega)]/S_0$$

其中 Δω 是与水的频率差异。但不对称性分析基于围绕水信号的非 CEST 贡献对称性的假设并非完全正
确。更精确分析可以使用经过修正的化学交换的 Bloch 方程(也称为 Bloch-McConnell 方程)对完整 Z- 谱中
的 CEST 信号、磁化转移和水的直接饱和同时进行分析,或者使用洛伦兹线型对 Z- 谱中的特征进行拟合。

(二)化学交换饱和转移成像的应用

酰胺质子转移(amide proton transfer, APT)MRI 是一种重要的化学交换饱和转移成像方法,用于检测
酰胺质子的化学交换效应。酰胺质子转移成像可以用于识别脑组织缺血区域,例如脑卒中患者的缺血灶
和多发性硬化症患者的病变区域。此外,还可以在淋巴水肿和实体肿瘤等领域提供有用的诊断信息。

软骨酸多糖化学交换饱和转移磁共振成像(GagCEST MRI)可以用于诊断膝关节和脊柱的骨关节炎。
软骨酸多糖(GAG)在膝关节和椎间盘的软骨中起着重要作用,GAG 的丧失是膝关节和脊柱骨关节炎的
早期指标。更多的实验结果表明相对于 3.0T,在 7.0T 上有更明显的软骨酸多糖化学交换饱和转移效应。

谷氨酸化学交换饱和转移磁共振成像(GluCEST MRI)相比于其他代谢物,谷氨酸在大脑中的浓度通
常较高,这有助于用化学交换饱和转移成像检测谷氨酸。在癫痫患者中,谷氨酸化学交换饱和转移成像
准确地定位颞叶癫痫发作的侧化灶,并得到了磁共振波谱的证实。皮质和皮层下的谷氨酸化学交换饱和
转移成像的神经化学特征可能被视为早期精神病的标志。

除了以上提及的应用外,化学交换饱和转移成像也能侦测肌酸和乳酸浓度的变化并产生临床成像中
有用的对比效果。葡萄糖和碘普酰胺是已经用于患者的外源性化学交换饱和转移成像造影剂。值得一提
的是,临床上的谷氨酸和乳酸化学交换饱和转移成像研究主要在 7.0T 磁场强度下进行,超高磁场提供了
更具选择性的饱和效果。

五、磁共振波谱

磁共振波谱(magnetic resonance spectroscopy, MRS)根据每种代谢物的独特化学位移特征来对其进
行表征,并已被证明可捕获多达 17 种代谢物,包括但不限于乙酰胆碱(Cho)、肌酸(Cr)、谷氨酸(Glu)、谷
氨酰胺(Gln)、乳酸(Lac)、脂类、肌醇(mIns)和 N- 乙酰天冬氨酸(NAA)。它还可以检测与其他代谢物更

相关的附加代谢物。MRS 还可以检测到一些特定疾病中的代谢物，例如与胶质瘤相关的代谢物，甘氨酸（Gly）和 D-2- 羟基戊二酸（2HG）。D-2- 羟基戊二酸是突变异构酸化酶 1 和 2（IDH1 和 IDH2）肿瘤产生的致癌代谢物。大多数关于这些代谢物的研究都使用了 1.5T 和 3.0T 的 MRS。尽管 3.0T 的 MRS 具有一定的价值，但它也存在一些限制。其中之一是对谱峰重叠代谢物的区分能力有限。另一个是其较低的空间分辨率，这影响了对肿瘤的表征能力。这些缺点促使人们更加关注更高场强的 MR 成像系统。与 1.5T 和 3.0T 等低场强磁共振波谱相比，7.0T 显示出显著的 SNR 增益、较小的空间分辨率提高、更好的谱分离能力以及额外的肿瘤特异性代谢物信息、对于 Gln 等低信号代谢物的优化定量，以及降低的 Cramér-Rao 下限（CRLB）值（该值越低，表示对低浓度代谢物的检测越准确）。高场强下，J- 耦合代谢物的谱线分裂相对于化学位移来说较小，使得谱图更易于解释和量化，并且有助于提高信噪比。在 7.0T 下，尽管单峰共振的线宽增加，但解析重叠的多重峰，如谷氨酸和谷氨酰胺的能力大大增强，并且代谢物的特征谱型，如肌醇和牛磺酸，可以辨认出来，这有助于明确的信号区分。在 3.0T 磁场下，将 Glu 和 Gln 合并表示为 Glx，将二者区分开来通常具有一定的挑战性，但在 7.0T 下更容易实现，尽管空间分辨率的质量有所不同。将 Glu 与 Gln 区分开来可以更深入地了解脑胶质瘤的代谢途径，对于谷氨酸能神经突触对肿瘤进展的影响的证据越来越多，这在临床上具有重要意义。脑胶质瘤细胞已被证实会分泌 Glu，导致兴奋性毒性的细胞外 Glu 升高，促进恶性生长。因此，Glu 在肿瘤中发挥着关键且复杂的作用，而 7.0T MRS 可以帮助更好地表征这种作用。

虽然 7.0T 可以提升波谱的信噪比和灵敏度，但是除质子谱以外的 X 核波谱在 7.0T 上的实现仍然要面对很多挑战。与质子相比，X 核，例如 ^{13}C 往往在人体内浓度很低，旋磁比小，能够产生磁共振信号的同位素自然丰度小，这些因素综合起来，使得 X 核波谱的检测难度仍然远大于质子。为了增加 MRS 中的信号，可以采用多种技术，其中异核解耦是常用的方法，它可以将由于 J- 耦合而导致的共振峰分裂成的多个谱线，合并为一个单峰谱线，这有利于增加信噪比。其他技术包括超极化转移以增强 ^{13}C 磁化强度、间接 ^{1}H-[^{13}C] 检测、^{13}C 标记等。一些技术，如核欧沃豪斯效应（nuclear overhauser effect，NOE）、解耦和极化转移，也适用于其他核素，如 ^{31}P 或 ^{19}F。^{31}P 波谱由于化学位移的各向异性带来的 T_1 弛豫时间的缩短，有利于信噪比的提升。

7.0T 波谱在脑代谢，肝脏代谢，骨骼肌代谢，心脏代谢的研究中很有意义。其中与葡萄糖，糖原，谷氨酸，谷氨酰胺相关的研究会用到 ^{13}C 波谱，与 ATP、磷酸肌酸等物质相关的研究会用到 ^{31}P 谱，而质子谱涉及的代谢物较多，如脂肪，神经递质等。

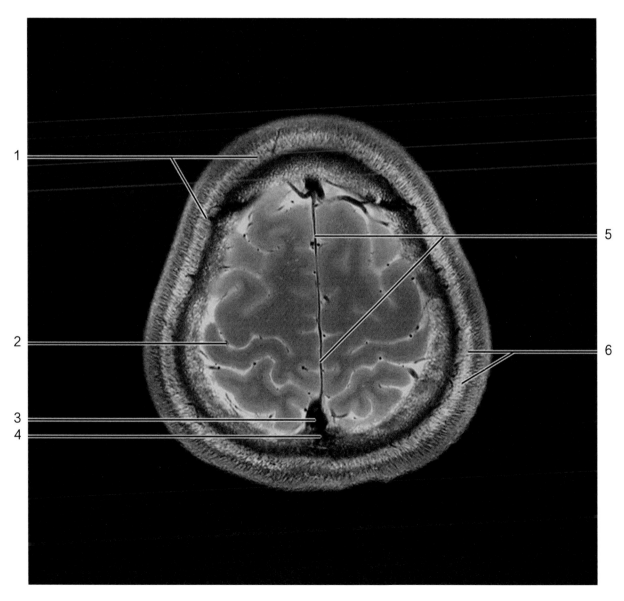

1.额骨；2.中央沟；3.上矢状窦；4.矢状缝；5.大脑纵裂；6.顶骨。

图 2-1 大脑 轴位 7 T MR 系列

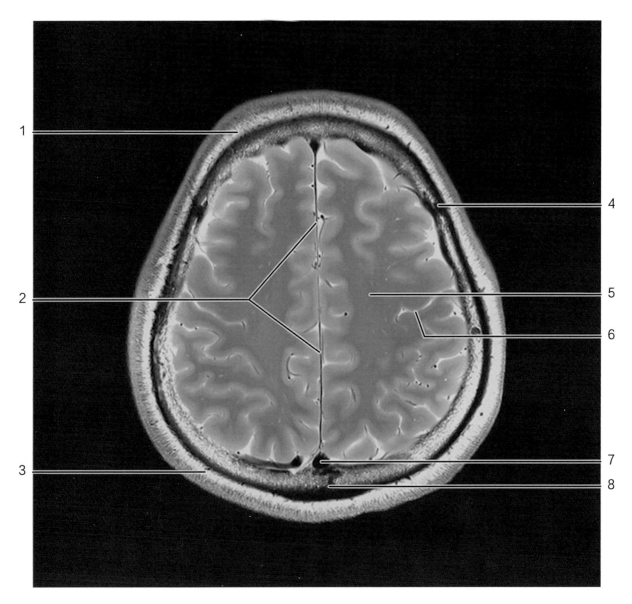

1. 额骨；2. 大脑镰；3. 顶骨；4. 冠状缝；5. 放射冠；6. 中央沟；7. 上矢状窦；8. 矢状缝。

图 2-2　大脑 轴位 7 T MR 系列

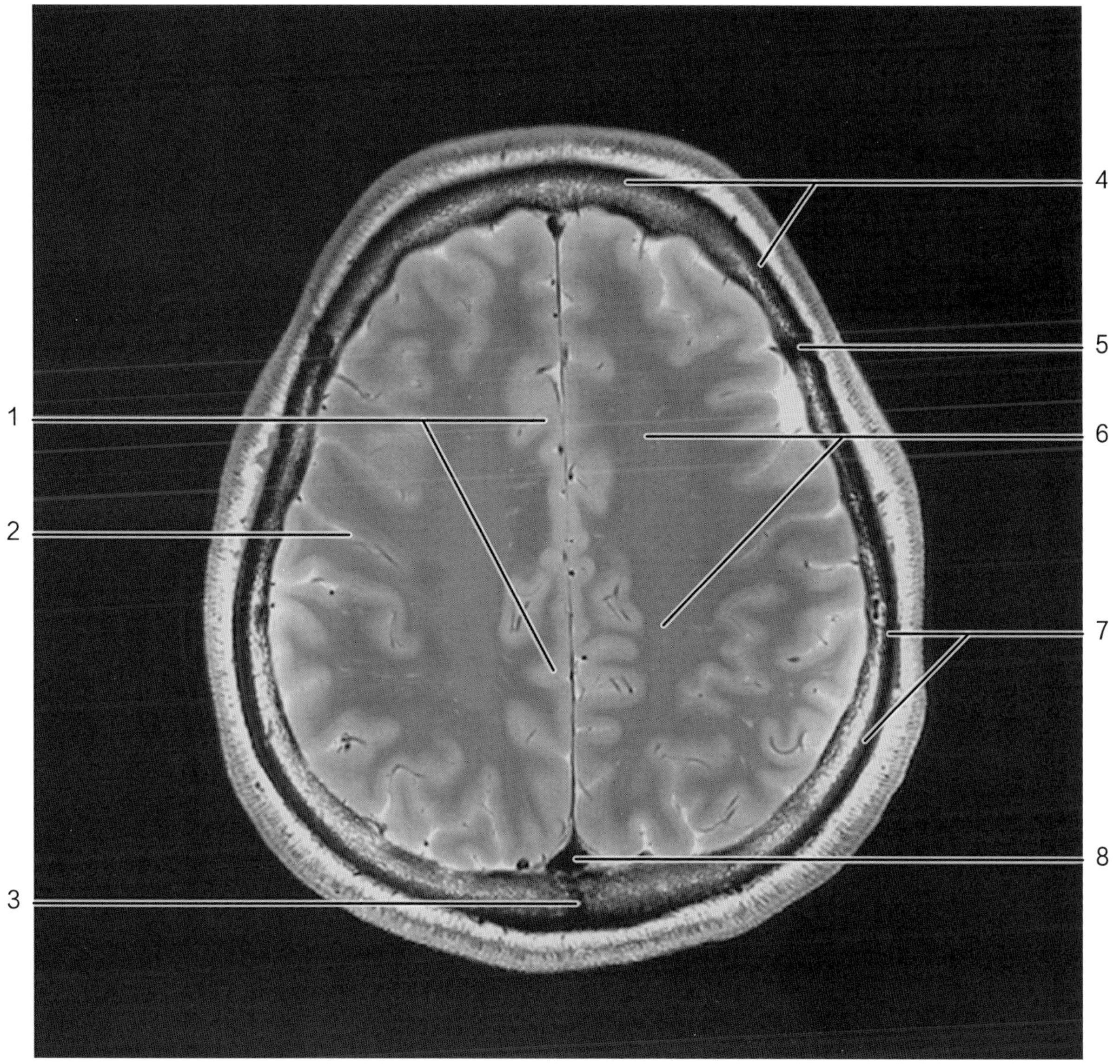

1.扣带回；2.中央沟；3.矢状缝；4.额骨；5.冠状缝；6.放射冠；7.顶骨；8.上矢状窦。

图2-3　大脑 轴位 7 T MR 系列

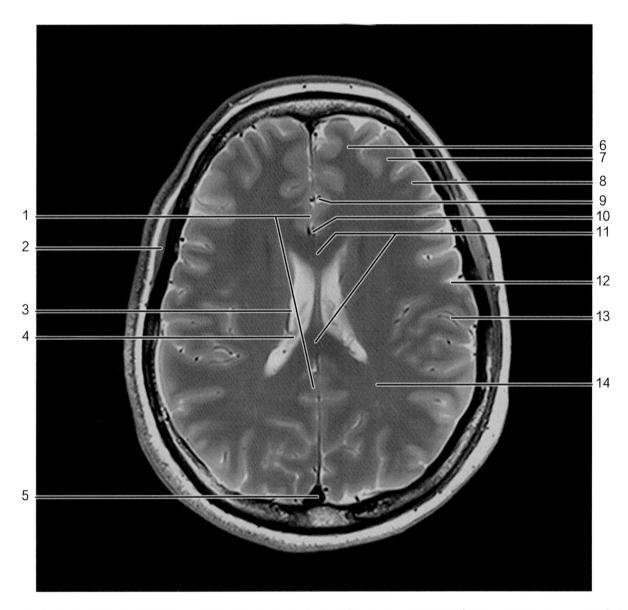

1. 扣带回；2. 颞肌；3. 侧脑室；4. 侧脑室脉络丛；5. 上矢状窦；6. 额上回；7. 额中回；8. 额下回；9. 大脑前动脉；10. 胼周动脉；11. 胼胝体；12. 中央沟；13. 外侧沟；14. 视辐射。

图 2-4   大脑 轴位 7 T MR 系列

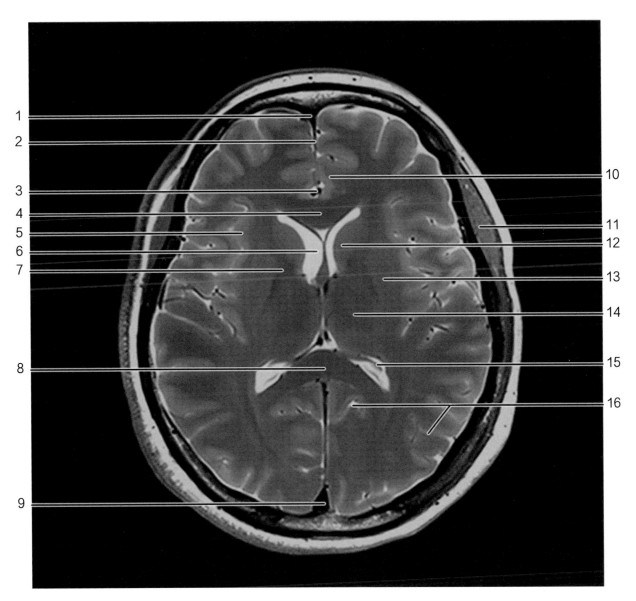

1. 上矢状窦；2. 大脑镰；3. 胼周动脉；4. 胼胝体膝部；5. 岛叶；6. 侧脑室前角；7. 内囊膝部；8. 胼胝体压部；
9. 上矢状窦；10. 扣带回；11. 颞肌；12. 尾状核头；13. 壳核；14. 丘脑；15. 侧脑室脉络丛；16. 顶枕沟。

图 2-5　大脑 轴位 7 T MR 系列

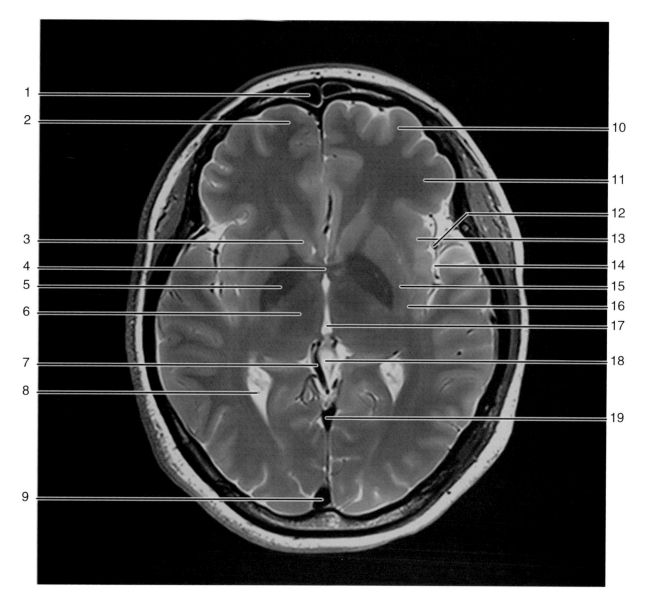

1. 额窦；2. 额上回；3. 尾状核头；4. 前连合；5. 苍白球；6. 丘脑；7. 大脑内静脉；8. 侧脑室后角；9. 上矢状窦；10. 额中回；11. 额下回；12. 大脑中动脉；13. 岛叶；14. 外侧沟；15. 壳核；16. 外囊；17. 第三脑室；18. 大脑大静脉池；19. 直窦。

图2-6 大脑 轴位 7 T MR 系列

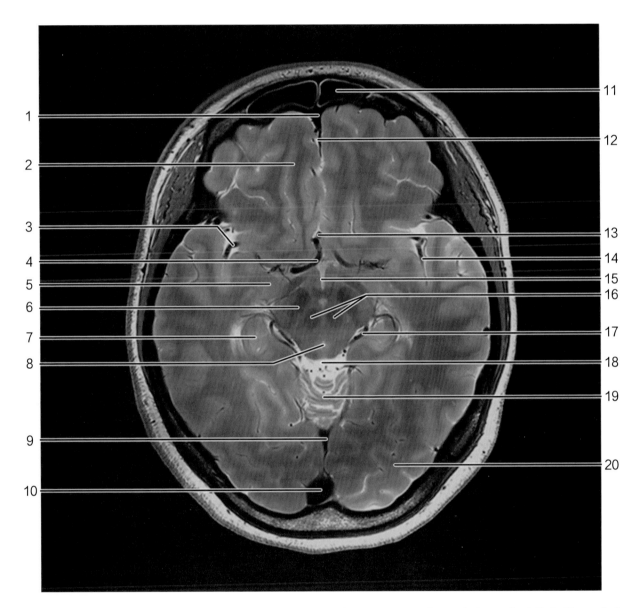

1.上矢状窦；2.直回；3.大脑中动脉；4.前交通动脉；5.杏仁体 ；6.黑质；7.海马；8.中脑导水管；9.直窦；10.上矢状窦；11.额窦；12.大脑镰；13.大脑前动脉；14.外侧沟；15.脚间池；16.红核；17.大脑后动脉；18.四叠体池；19.小脑蚓部；20.枕叶。

图 2-7　大脑 轴位 7 T MR 系列

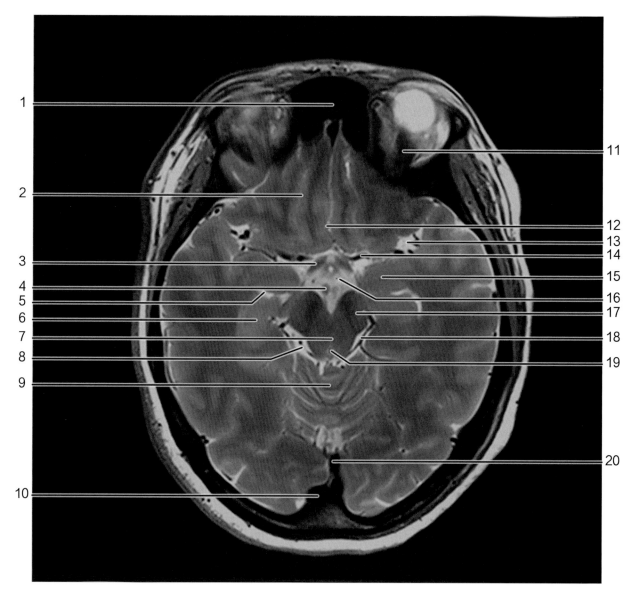

1. 筛窦；2. 直回；3. 视束；4. 乳头体；5. 侧脑室前；6. 海马；7. 中脑；8. 环池；9. 小脑蚓部；10. 窦汇；11. 上直肌／上睑提肌；12. 大脑前动脉；13. 外侧裂池；14. 大脑中动脉；15. 杏仁体；16. 鞍上池；17. 中脑大脑脚；18. 大脑后动脉；19. 中脑导水管；20. 直窦。

图 2-8 大脑 轴位 7 T MR 系列

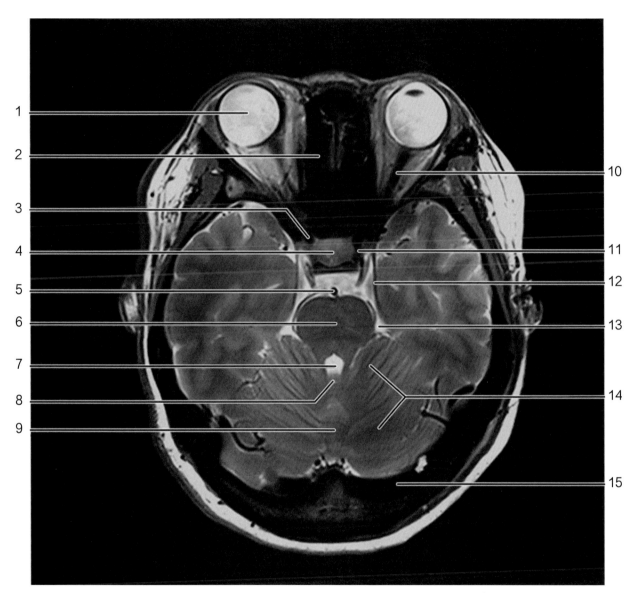

1. 眼球；2. 筛窦；3. 颈内动脉；4. 垂体；5. 基底动脉；6. 脑桥；7. 第四脑室；8. 小结；9. 蚓锥体；10. 视神经；11. 海绵窦；12. 小脑幕；13. 环池；14. 小脑半球；15. 横窦。

图 2-9　大脑 轴位 7 T MR 系列

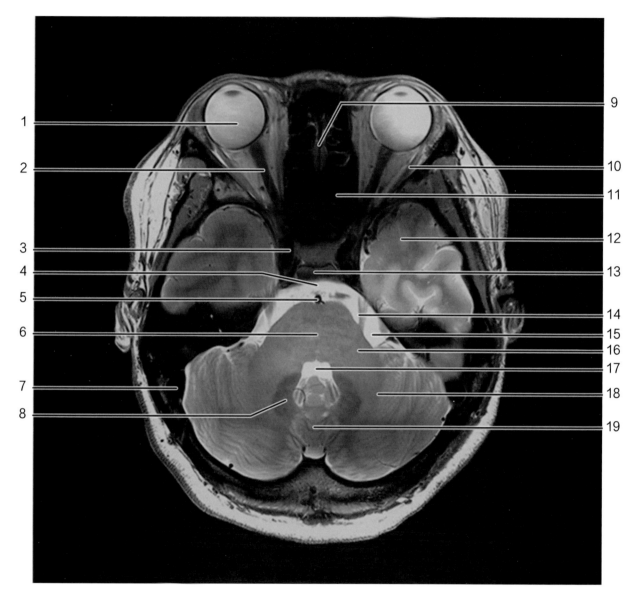

1. 眼球；2. 视神经；3. 颈内动脉；4. 桥池；5. 基底动脉；6. 脑桥；7. 乙状窦；8. 齿状核；9. 鼻中隔；10. 外直肌；11. 筛窦；12. 颞叶；13. 斜坡；14. 三叉神经；15. 脑桥小脑角池；16. 小脑中脚；17. 第四脑室；18. 小脑半球；19. 小脑蚓部。

图 2-10　大脑 轴位 7 T MR 系列

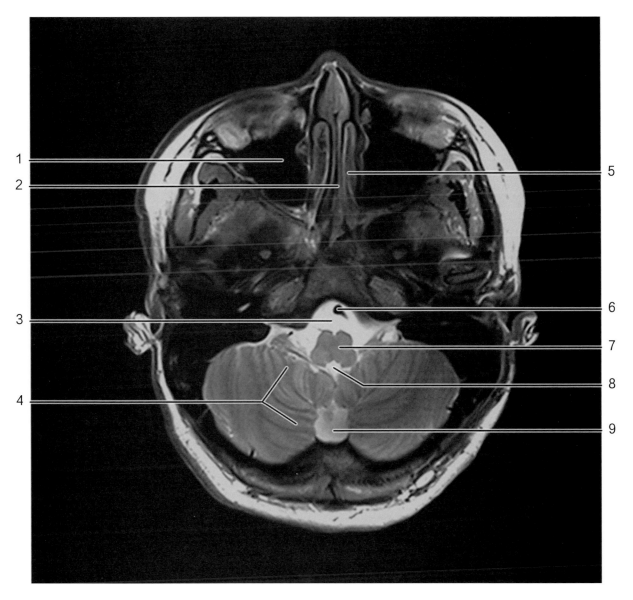

1. 上颌窦；2. 鼻中隔；3. 延池；4. 小脑半球；5. 上鼻甲；6. 基底动脉；7. 延髓；8. 第四脑室；9. 小脑延髓池。

图 2-11 大脑 轴位 7 T MR 系列

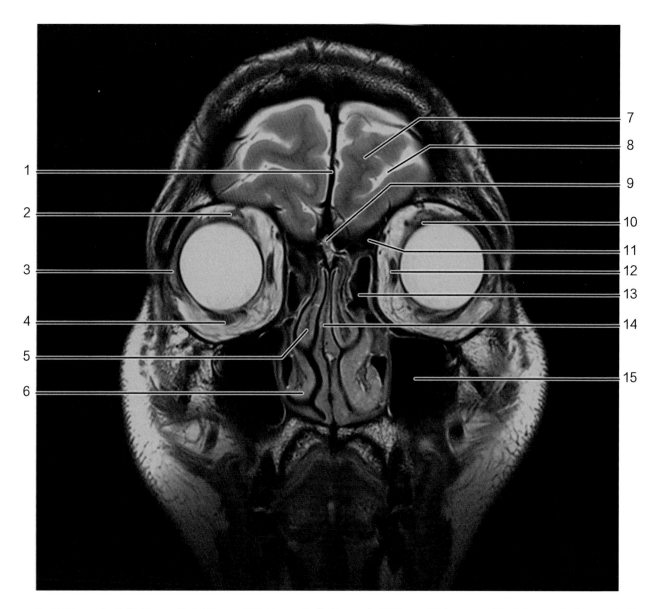

1. 大脑镰；2. 上睑提肌；3. 外直肌；4. 下斜肌；5. 上鼻甲；6. 中鼻甲；7. 额中回；8. 额下沟；9. 鸡冠；10. 上斜肌；11. 额窦；12. 内直肌；13. 筛窦；14. 鼻中隔；15. 上颌窦。

图 2-12 大脑 冠状位 7 T MR 系列

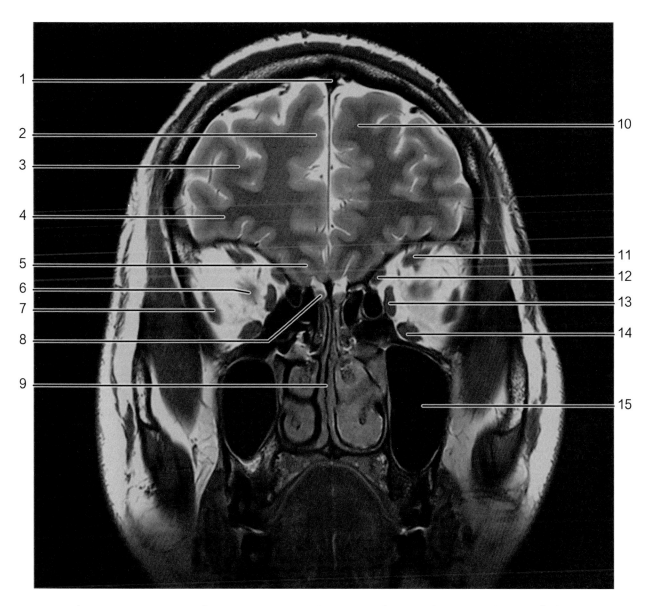

1. 上矢状窦；2. 额内侧回；3. 额中回；4. 额下回；5. 直回；6. 视神经；7. 外直肌；8. 嗅球；9. 鼻中隔；10. 额上回；11. 上睑提肌；12. 上斜肌；13. 内直肌；14. 下直肌；15. 上颌窦。

图 2-13 大脑 冠状位 7 T MR 系列

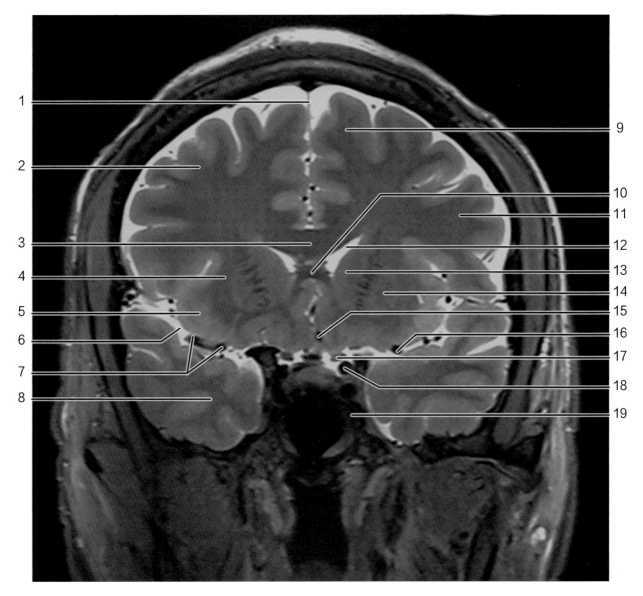

1. 大脑镰；2. 额中回；3. 胼胝体；4. 外囊；5. 岛叶皮层；6. 外侧沟；7. 大脑中动脉；8. 颞叶；9. 额上回；10. 胼胝体嘴；11. 额下回；12. 侧脑室；13. 尾状核；14. 壳；15. 大脑前动脉；16. 大脑中动脉；17. 视束；18. 颈内动脉；19. 海绵窦。

图 2-14　大脑 冠状位 7 T MR 系列

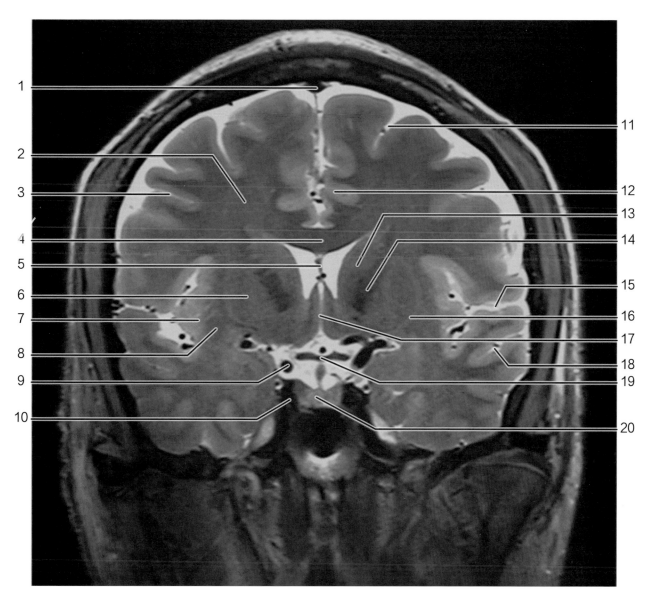

1. 上矢状窦；2. 辐射冠；3. 额下沟；4. 胼胝体；5. 透明隔；6. 豆状核；7. 岛叶；8. 最外囊；9. 颈内动脉；10. 海绵窦；11. 额上沟；12. 扣带回；13. 尾状核；14. 内囊；15. 外侧沟；16. 外囊；17. 第三脑室；18. 颞上沟；19. 视交叉；20. 垂体。

图 2-15 大脑 冠状位 7 T MR 系列

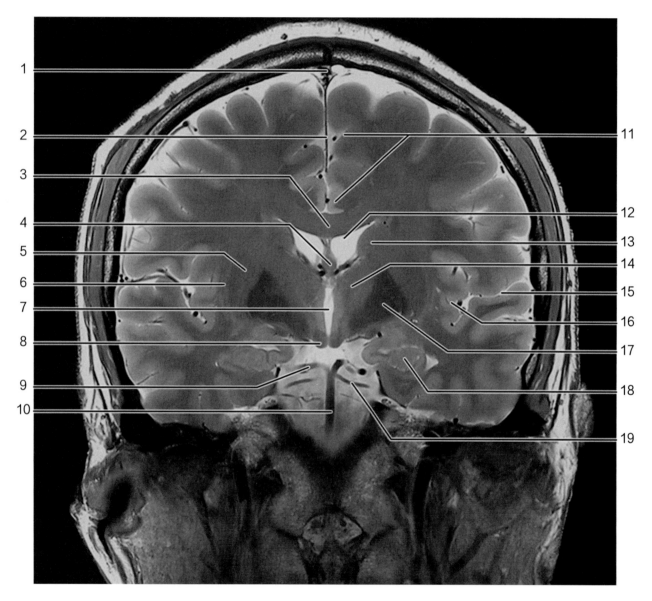

1. 上矢状窦；2. 大脑镰；3. 胼胝体；4. 穹窿；5. 壳；6. 外囊；7. 第三脑室；8. 乳头体；9. 大脑后动脉；10. 基底动脉；11. 扣带回；12. 侧脑室；13. 尾状核；14. 内囊；15. 外侧沟；16. 岛叶皮层；17. 苍白球；18. 海马；19. 小脑上动脉。

图 2-16　大脑 冠状位 7 T MR 系列

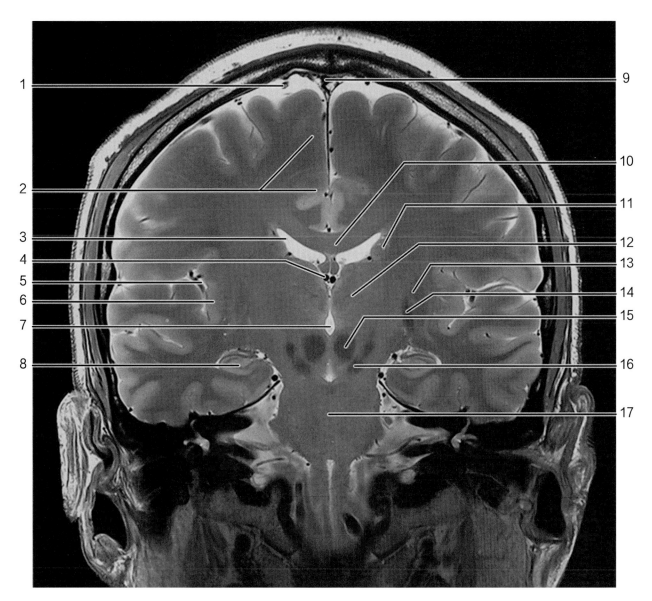

1. 大脑上静脉；2. 扣带回；3. 侧脑室；4. 大脑内静脉；5. 外侧沟；6. 岛叶；7. 第三脑室；8. 海马；9. 上矢状窦；10. 胼胝体；11. 尾状核头；12. 丘脑；13. 壳；14. 苍白球；15. 红核；16. 黑质；17. 脑桥。

图 2-17　大脑 冠状位 7 T MR 系列

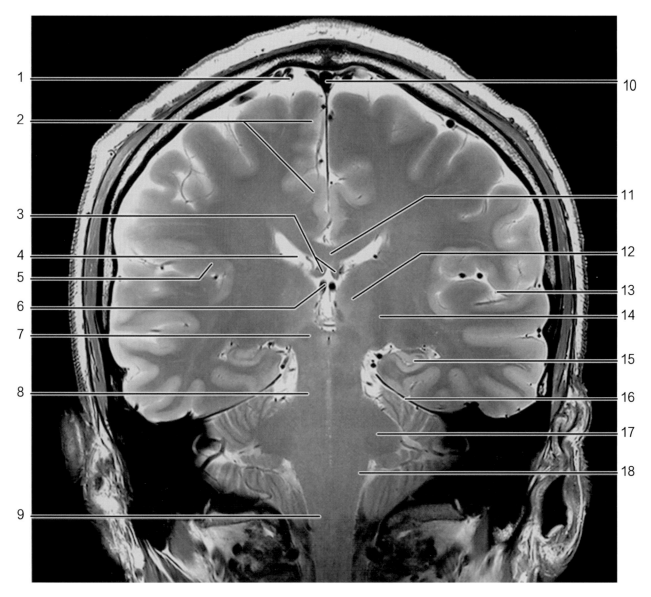

1. 大脑上静脉；2. 扣带回；3. 穹窿脚；4. 侧脑室；5. 岛叶；6. 大脑内静脉；7. 红核；8. 小脑上脚；9. 延髓；10. 上矢状窦；11. 胼胝体体部；12. 丘脑；13. 外侧沟；14. 壳；15. 海马；16. 小脑幕；17. 小脑中脚；18. 橄榄。

图 2-18 大脑 冠状位 7 T MR 系列

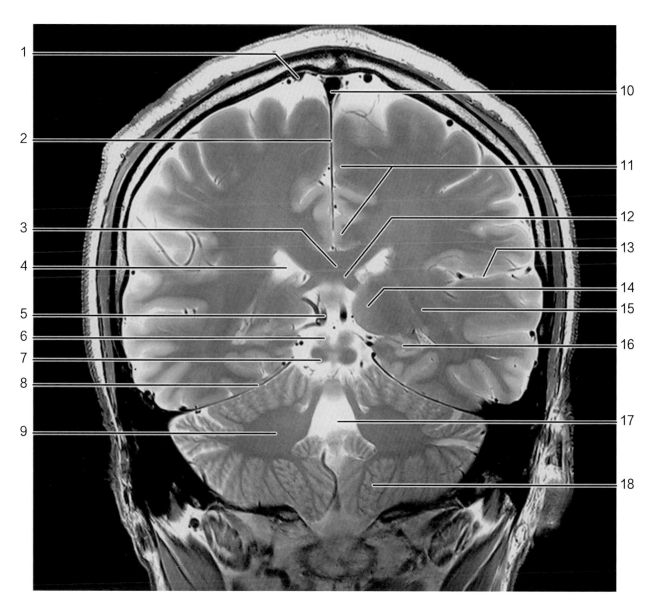

1. 大脑上静脉；2. 大脑镰；3. 胼胝体压部；4. 侧脑室；5. 大脑内静脉；6. 上丘；7. 下丘；8. 小脑幕；9. 小脑半球；10. 上矢状窦；11. 扣带回；12. 穹窿体；13. 外侧沟；14. 丘脑；15. 视辐射；16. 海马；17. 第四脑室；18. 小脑扁桃体。

图 2-19 大脑 冠状位 7 T MR 系列

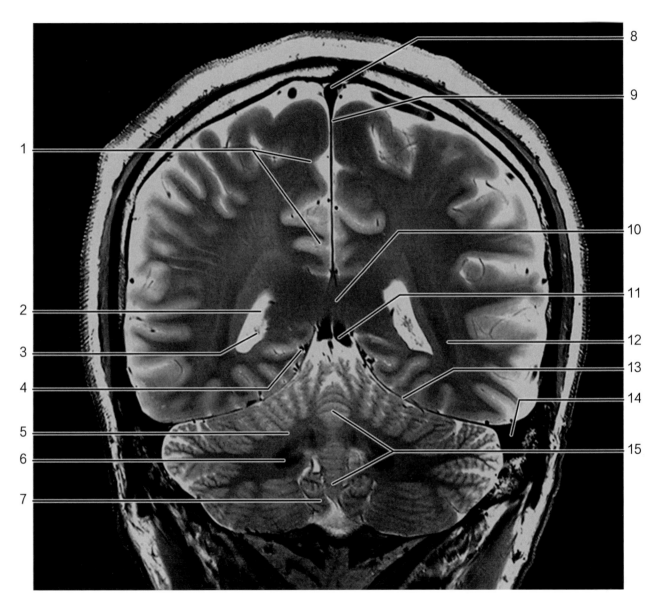

1.扣带回；2.侧脑室；3.侧脑室脉络丛；4.大脑后动脉；5.小脑半球；6.齿状核；7.小脑扁桃体；8.上矢状窦；9.大脑镰；10.胼胝体压部；11.大脑内静脉；12.视辐射；13.小脑幕；14.横窦；15.小脑蚓部。

图 2-20　大脑 冠状位 7 T MR 系列

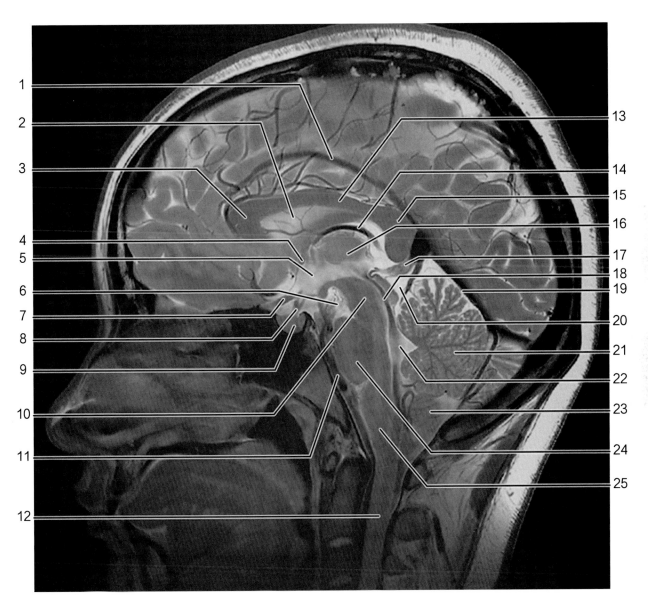

1. 下矢状窦；2. 侧脑室；3. 胼胝体膝部；4. 室间孔；5. 第三脑室；6. 脚间池；7. 视交叉；8. 垂体柄；9. 垂体；10. 中脑；11. 基底动脉；12. 脊髓；13. 胼胝体体部；14. 大脑大静脉；15. 胼胝体压部；16. 丘脑；17. 松果体；18. 中脑导水管；19. 小脑幕；20. 四叠体池；21. 小脑半球；22. 第四脑室；23. 小脑扁桃体；24. 脑桥；25. 延髓。

图 2-21　大脑 矢状位 7 T MR 系列

第三章　颅内肿瘤

第一节　弥漫性星形细胞瘤

一、病史摘要

病例一：男，31岁，发现颅内占位1周。

病例二：男，54岁，头晕发作2周。

二、影像所见

病例一：图3-1中的A、C、E和G为7.0T图像，图3-1中的B、D、F和H为3.0T图像。图3-1中的A和B为T_2WI图像，示左侧额颞叶皮层及白质区团块状稍长及长T_2信号，边界欠清，邻近侧脑室受压。图3-1中的C和D为T_2 FLAIR图像，可见T_2-FLAIR不匹配征象。图3-1中的E和F为SWI图像，7.0T SWI可清晰显示病灶内的小静脉。图3-1中的G和H为增强图像，病变未见明显强化，7.0T增强图像可清晰显示病灶内强化的小血管。

病例二：图3-2中的A、C和E为7.0T图像，图3-2中的B、D和F为3.0T图像。图3-2中的A和B为T_2WI图像，示左侧额叶及岛叶异常信号，病灶呈稍长及长T_2信号，皮层肿胀，邻近侧脑室受压。图3-2中的C和D为SWI图像，病灶内多发点状低信号影，7.0T图像对微出血的显示较3.0T清晰，且数目更多。图3-2中的E和F为增强图像，病灶呈明显不均匀强化，7.0T图像可清晰显示病灶旁小血管。

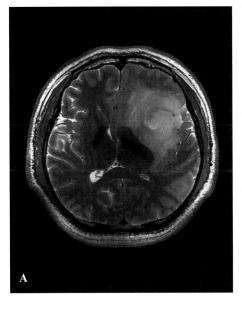
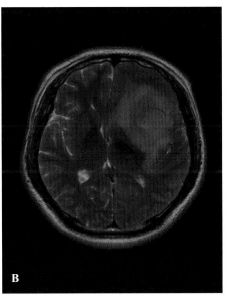

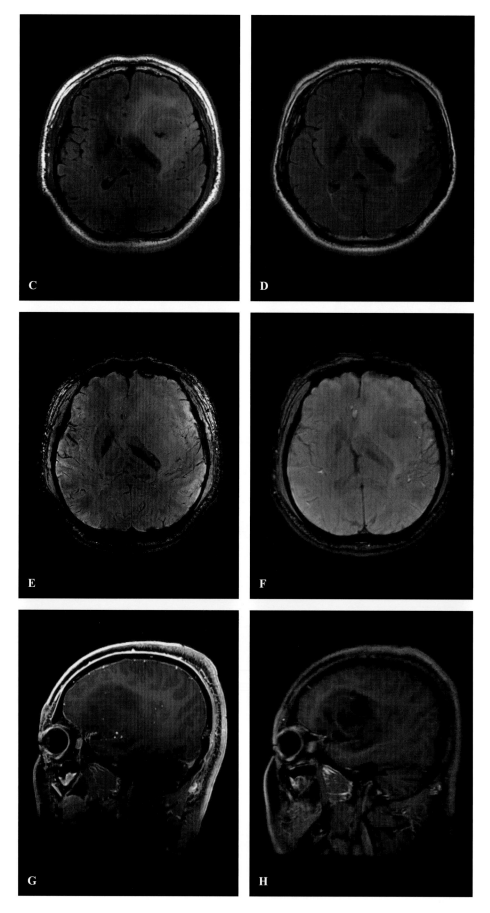

图 3-1　弥漫性星形细胞瘤病例一

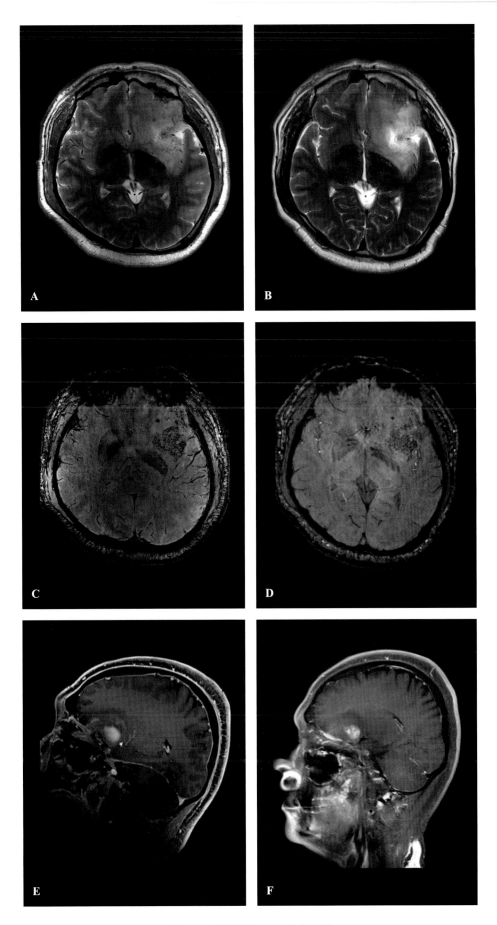

图 3-2 弥漫性星形细胞瘤病例二

三、诊断和分析

病例一诊断为弥漫性星形细胞瘤，WHO 2 级。

病例二诊断为弥漫性星形细胞瘤，WHO 3 级。

影像学诊断要点：①任何年龄都可发病，40～50 岁常见；②病灶常位于白质，可侵及皮质；③弥漫性生长，边界不清，易侵犯胼胝体，部分病例也可较局限，弥漫性星形细胞瘤，WHO 3 级可见室管膜下播散；④弥漫性星形细胞瘤，WHO 2 级：占位效应轻微，瘤周无水肿或轻微水肿；弥漫性星形细胞瘤，WHO 3 级：占位效应较明显，瘤周水肿较明显；⑤ MRI 病灶呈稍长 T_1 稍长 T_2 信号。弥漫性星形细胞瘤，WHO 2 级：出血、坏死少见，增强扫描多无强化；弥漫性星形细胞瘤，WHO 3 级：信号不均匀，可见出血，增强扫描可见不均匀强化。

四、主要鉴别诊断

本病需与少突胶质细胞瘤、胶质母细胞瘤、淋巴瘤、转移瘤、脑梗死、脑炎等鉴别。

（一）少突胶质细胞瘤

1. 部位表浅，多累及皮层及皮层下白质，可伴颅骨受侵。

2. 肿瘤钙化常见。

3. 强化形式多样。

（二）胶质母细胞瘤

1. 发病年龄较大，一般发生在 45～70 岁。

2. 好发于脑深部白质区，可单发，也可呈多灶及多中心分布。

3. 病变信号不均，多伴有出血坏死，肿瘤实性部分扩散受限。

4. 增强扫描呈显著不规则环形强化。

（三）淋巴瘤

1. 多发生于老年人或免疫力低下的患者。

2. 多位于基底节区和脑室旁白质内，也可侵犯皮质。

3. MRI 呈等 T_1 等 T_2 信号，DWI 呈显著的高信号，ADC 图呈低信号（扩散受限）。

4. 增强扫描通常呈明显均匀强化。

（四）转移瘤

1. 有原发肿瘤病史。

2. 一般多发，边界较清楚，多位于灰、白质交界区。

3. 小肿瘤、大水肿。

4. 增强扫描呈环形强化。

5. 不典型的转移瘤可单发，可出血坏死。

（五）急性、亚急性脑梗死

1. 急性起病。

2. 病变多呈楔形，累及灰质及白质，病变符合血管分布。

3. DWI 呈显著高信号，ADC 图呈低信号，亚急性期增强扫描可见脑回状强化。

（六）脑炎

1. 急性起病，进展快，常有上呼吸道前驱感染史。

2. 病变主要累及边缘系统，双侧颞叶多见，可有出血。

3. 增强扫描呈斑片状、线样强化。

五、临床和病理特点

根据 2021 年 WHO 中枢神经系统肿瘤分类标准,所有 IDH 突变型星形细胞肿瘤被认为是同一种类型(星形细胞瘤, IDH 突变型),分为 WHO 2 级、3 级或 4 级。发生 CDKN2A/B 纯合性缺失的 IDH 突变型星形细胞瘤,即使没有微血管增生或坏死,也被诊断为 WHO 4 级。WHO 2 级星形细胞瘤病灶由形态相对较正常的星形细胞组成,血脑屏障完整,无核分裂增多,无出血和坏死。WHO 3 级、WHO 4 级星形细胞瘤镜检下细胞形态多变异,可见细胞核有丝分裂和血管内皮增生,但为数不多,肿瘤可发生出血,一般无坏死。

第二节 少突胶质细胞瘤

一、病史摘要

病例一:女,34 岁,反复头痛 4 个月余,加重伴头晕 3 个月。
病例二:女,45 岁,头痛伴呕吐 1 个月余。

二、影像所见

病例一:图 3-3 中的 A、C、E 和 G 为 7.0T 图像,图 3-3 中的 B、D、F 和 H 为 3.0T 图像。图 3-3 中的 A 和 B 为 T$_2$WI 图像,示右侧额叶见团片状不规则异常信号,右侧侧脑室受压,中线受压左移,病变累及胼胝体膝部并向对侧延伸。病变呈稍长及长 T$_2$ 信号。图 3-3 中的 C 和 D 为 T$_2$ FLAIR 图像,部分病变呈低信号。图 3-3 中的 E 和 F 为 SWI 图像,示肿瘤内有静脉穿行,7.0T 对其显示更加清晰。图 3-3 中的 G 和 H 为增强扫描图像,肿瘤实质未见明显强化,但可见强化的小血管穿行,且 7.0T 显示更加清晰。

病例二:图 3-4 中的 A、C、E 和 G 为 7.0T 图像,图 3-4 中的 B、D、F 和 H 为 3.0T 图像。图 3-4 中的 A 和 B 为 T$_2$WI 图像,示双侧额叶类圆形异常信号,病变累及胼胝体,跨越中线生长,双侧脑室前角受压,病灶呈稍长及长 T$_2$ 信号。图 3-4 中的 C 和 D 为 T$_2$ FLAIR 图像,内部部分区域呈低信号。图 3-4 中的 E 和 F 为 SWI 图像,肿瘤内部多发点状低、线状信号影,与 3.0T 相比,7.0T 对这些异常的显示更加清晰、确切。图 3-4 中的 G 和 H 为增强扫描图像,肿瘤实质明显不均匀强化。

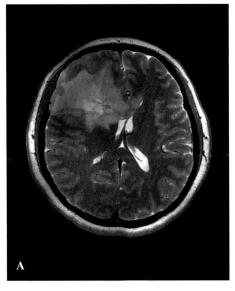
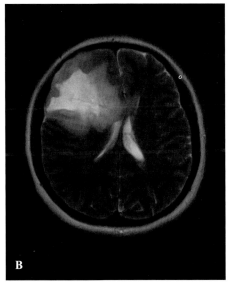

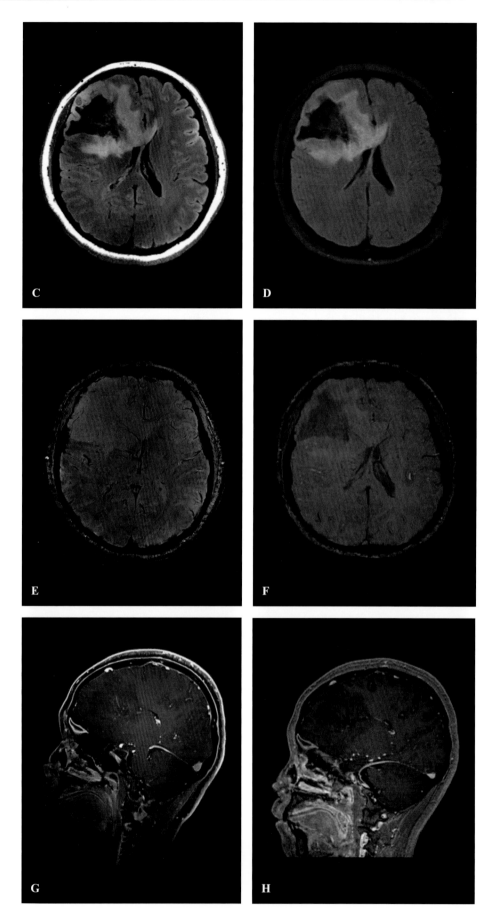

图 3-3　少突胶质细胞瘤病例一

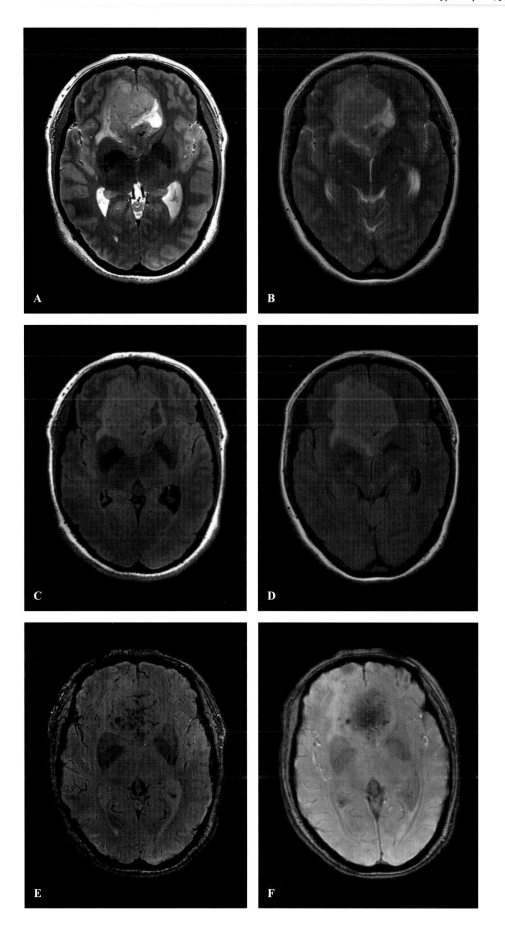

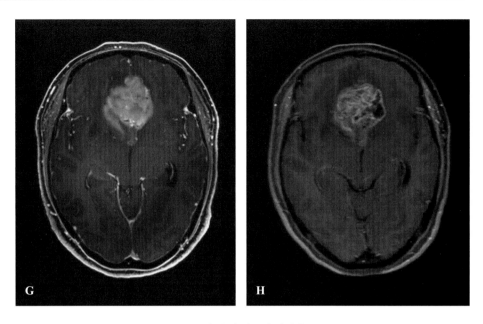

图 3-4　少突胶质细胞瘤病例二

三、诊断和分析

病例一诊断为少突胶质细胞瘤,WHO 2 级。

病例二诊断为少突胶质细胞瘤,WHO 3 级。

影像学诊断要点:①好发年龄为 35～45 岁,男性比女性稍多见,85% 位于幕上,位于大脑半球浅表部位,常累及皮层和皮层下白质,最常见于额叶;②肿瘤大多为实质性,CT 平扫肿瘤多呈混合密度(低 / 等密度),钙化多见,可呈点片状、条索状、不规则团块状、皮层脑回状钙化。③ MRI 平扫 T_1WI 呈低到等混合信号,T_2WI 呈不均匀高信号,钙化在 T_2WI 为低信号,肿瘤周边多呈轻度水肿,部分病例可有囊变;④可伴邻近骨质吸收变薄;⑤肿瘤强化程度可从无强化到明显强化,肿瘤级别越高,强化越明显。

四、主要鉴别诊断

少突胶质细胞瘤最常见于额叶(50%～65%),皮层或皮层下肿瘤伴部分钙化为最好的诊断线索。本病例需要与以下疾病等鉴别。

(一)弥漫性星形细胞瘤

1. 位置相对较深,常累及白质。

2. 钙化少见。

3. MRI 信号更均匀。

(二)节细胞胶质瘤

1. 好发于青少年,通常位于颞叶皮层。

2. 边界清楚,多为囊性病灶伴强化结节,钙化多见。

(三)多形性黄色星形细胞瘤

1. 好发于青少年,通常位于幕上皮层。

2. 边界清楚,多为囊性病灶伴强化结节,常见脑膜强化,无钙化。

(四)胚胎发育不良性神经上皮肿瘤

1. 好发于青少年,边界清楚的皮层肿瘤,信号常不均匀皂泡样改变,且常伴皮层发育不良。

2. 一般无强化。

五、临床与病理特点

少突胶质细胞瘤是分化好的、缓慢生长但是呈弥漫性浸润的大脑皮层或皮层下肿瘤。患者病程较长,发病高峰年龄为 35～45 岁。2021 年 WHO 中枢神经系统肿瘤分类中,少突胶质细胞瘤分子分型为 IDH 突变型,1p/19q 共缺失,分级为 WHO 2～3 级。少突胶质细胞瘤占所有原发中枢神经系统肿瘤的 2%～5%,所有胶质瘤的 5%～20%。大体标本肿瘤无包膜,界限不清,浸润性生长,呈灰红色,可见钙化。绝大部分少突胶质细胞瘤起源于灰白质交界区,最常见的位置为额叶,其次为顶叶、颞叶和枕叶。镜下肿瘤细胞大小形态基本一致,呈蜂窝状排列,细胞核呈球形,间质少。

第三节 胶质母细胞瘤

一、病史摘要

女,63 岁,间断性头痛 1 个月余。

二、影像所见

图 3-5 中的 A、C、E 和 G 为 7.0T 图像,图 3-5 中的 B、D、F 和 H 为 3.0T 图像。图 3-5 中的 A 和 B 为 T_2WI 图像,示右侧顶枕叶不规则异常信号,边界不清,右侧侧脑室后角受压,病变呈混杂高信号,7.0T 上内部见小斑片状低信号影,3.0T 显示则不确切。图 3-5 中的 C 和 D 为 T_2 FLAIR 图像,表现为不均匀高信号,胼胝体压部受累。图 3-5 中的 E 和 F 为 SWI 图像,示肿瘤内部及边缘多发点状及条状低信号影,7.0T 显示更加清晰,并且与 7.0T T_2 上低信号区域对应的部位表现为片状低信号,提示出血。图 3-5 中的 G 和 H 为增强扫描图像,肿瘤呈明显环形强化,7.0T 对于肿瘤边界及肿瘤内部结构显示更加清晰、锐利。

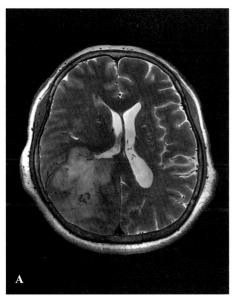
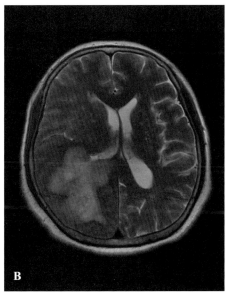

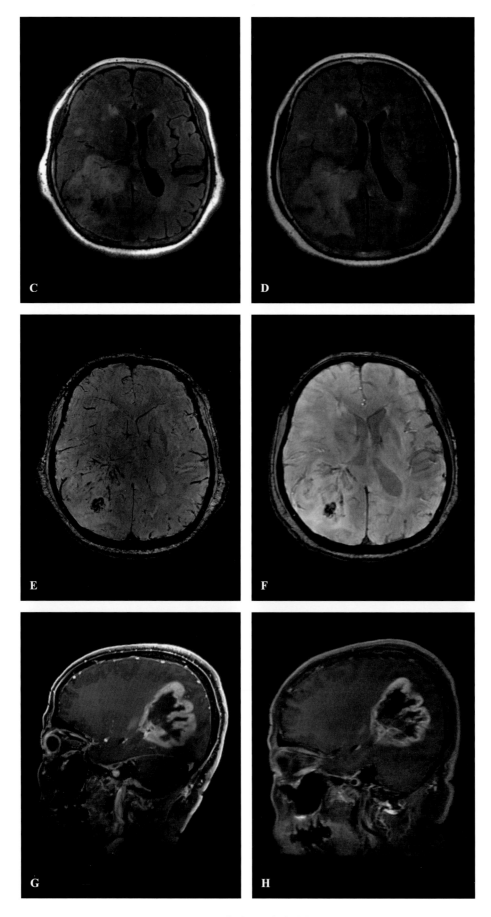

图 3-5 胶质母细胞瘤病例

三、诊断和分析

本病例诊断为胶质母细胞瘤。

影像学诊断要点：①胶质母细胞瘤发病年龄较大，一般在45～70岁；②好发于脑深部白质区，可单发，也可呈多灶及多中心分布，易通过胼胝体生长到对侧大脑半球，可出现室管膜下播散；③边界不清，常有显著的瘤周水肿和占位效应；④信号不均，呈不均匀的长 T_1 长 T_2 信号，多伴有出血、坏死，肿瘤实性部分扩散受限；⑤增强扫描呈显著不规则环形强化。

四、主要鉴别诊断

本病需与转移瘤、淋巴瘤、脑脓肿等鉴别。

（一）转移瘤

1. 有原发恶性肿瘤病史。

2. 一般多发，边界较清楚，位于灰、白质交界区。

3. 小肿瘤、大水肿。

4. 增强扫描呈环形强化。

5. 不典型的转移瘤可单发，可出血、坏死，与胶质母细胞瘤难以鉴别。

（二）淋巴瘤

1. 多发生于老年人或免疫力低下的患者。

2. 多位于基底节区和脑室旁白质内，也可侵犯皮质。

3. MRI 呈均匀等 T_1 等 T_2 信号，DWI 呈高信号。

4. 增强扫描通常呈显著均匀强化。

（三）脑脓肿

1. 患者多有发热病史。

2. 病变多呈类圆形，边界较清楚，水肿较明显。

3. 脓肿壁呈等或稍短 T_1 稍短 T_2 信号，脓液呈长 T_1 长 T_2 信号，DWI 脓液呈高信号。

4. 增强扫描呈薄厚均匀的环形强化，一般近皮质侧脓肿壁稍厚，周边可有斑片状强化的炎性子灶。

五、临床与病理特点

胶质母细胞瘤一般发生在45～70岁，症状包括不断加重的头痛、恶心和呕吐、视力模糊以及癫痫发作。根据2021年WHO第五版中枢神经系统肿瘤分类标准，成人IDH野生型弥漫性胶质细胞瘤如出现微血管增生或坏死，或具有 TERT 启动子突变、*EGFR* 基因扩增、+7 / −10 染色体拷贝数改变三个分子变异之一，应诊断为胶质母细胞瘤，IDH 野生型，属于 WHO 4 级。肉眼可见病变不规则，质地硬，血供丰富，多无包膜，与邻近组织分界不清。瘤体内几乎都有坏死，出血多见，钙化少见。镜下可见多形异形核细胞，细胞分化差。

第四节　原发性中枢神经系统淋巴瘤

一、病史摘要

女，68岁，头晕头痛2周余。

二、影像所见

图 3-6 中的 A、C、E 和 G 为 7.0T 图像，图 3-6 中的 B、D、F 和 H 为 3.0T 图像。图 3-6 中的 A 和 B 为 T_2WI 图像，示右侧基底节区见类圆形异常信号，病变呈等及稍高信号，边界不清，7.0T 上病变内部可见多发条样短 T_2 信号，3.0T 上显示不确切，病变周边见大片状稍长 T_2 信号，右侧侧脑室呈受压改变，图 3-6 中的 C 和 D 为 T_2 FLAIR 图像，表现为不均匀高信号。图 3-6 中的 E 和 F 为 SWI 图像，7.0T 对病变内及病变周围细小静脉显示更加清晰。图 3-6 中的 G 和 H 为增强扫描图像，肿瘤呈明显均匀强化。

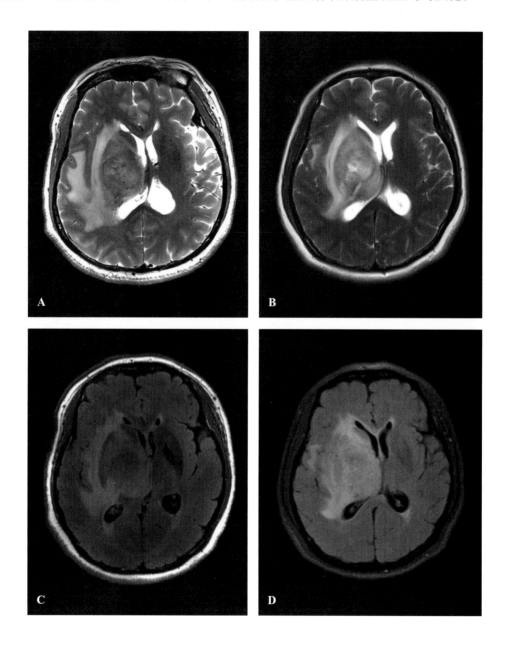

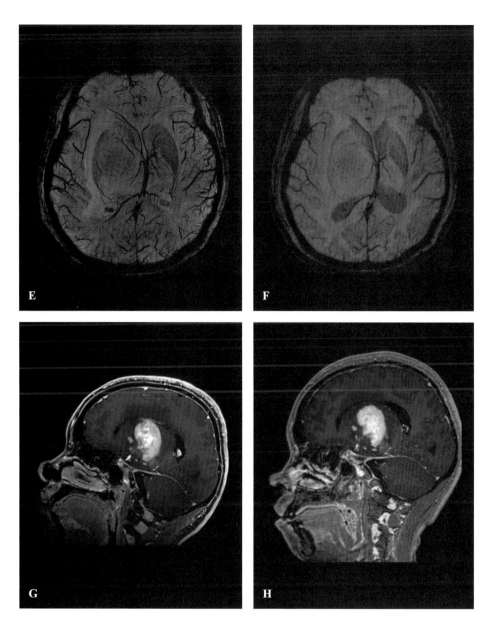

图 3-6 原发性中枢神经系统淋巴瘤病例

三、诊断和分析

本病例诊断为原发性中枢神经系统淋巴瘤。

影像学诊断要点：①病变好发于大脑半球，70%～80% 位于幕上，主要位于深部脑白质及胼胝体、基底节和丘脑，可累及软脑膜及室管膜；②原发性中枢神经系统淋巴瘤的典型表现为 T_1WI 和 T_2WI 均呈等信号，多呈实性，也可见弥漫性分布，瘤坏死及出血少见；③增强后呈明显均匀强化；④瘤周水肿以中度为主，少数为轻度或重度。本病例中，仅 7.0T 磁共振图像上可见的如 T_2 低信号等征象对于疾病诊断、疗效评估或预后评价的作用有待经验积累及相关研究的开展。

四、主要鉴别诊断

本病需与转移瘤、胶质母细胞瘤等鉴别。

（一）转移瘤

1.多有原发肿瘤病史。

2.典型部位位于皮质与白质交界区。

3.多呈长 T_1 长 T_2 信号，常多发，出血及坏死较常见，水肿通常较明显。

4.增强扫描明显强化。

（二）胶质母细胞瘤

1.中老年人常见，典型部位位于白质内。

2.肿瘤为长 T_1 长 T_2 信号，边界不清楚，出血和坏死常见，水肿较明显。

3.增强扫描呈明显不均匀强化，内部常见坏死。

五、临床与病理特点

原发性中枢神经系统淋巴瘤是中枢神经系统内的非霍奇金淋巴瘤（NHL），是较为罕见的原发性脑肿瘤，约占中枢神经系统原发性肿瘤的 1.0%～1.5%；近年来该病发病率呈持续上升趋势，涉及各个年龄段及性别。根据患者免疫功能状态可分为免疫功能正常型和免疫功能低下型，前者好发于中老年人，男性略多见，以单发病灶为主，但近年多发病灶有增多趋势；后者主要与 HIV 病毒感染、器官移植及免疫抑制剂的应用有关，发病年龄较低，好发于 30～40 岁，以多发病灶为主。发病机制尚不清楚，病理分型多属 B 细胞型，占 90% 以上，仅有不足 10% 为 T 细胞型。

第五节　髓母细胞瘤

一、病史摘要

男，39 岁，体位改变后出现眩晕 32 年。

二、影像所见

图 3-7 中的 A、C、E 和 G 为 7.0T 图像，图 3-7 中的 B、D、F、H、I 和 J 为 3.0T 图像。图 3-7 中的 A 和 B 为 T_2WI 图像，示小脑蚓部椭圆形异常信号，边界清楚，第四脑室呈受压改变，可见病变周围脑脊液呈弧形高信号。图 3-7 中的 C 和 D 为 T_2 FLAIR 图像，表现为均匀稍高信号，需要注意的是，7.0T 上幕下区域受到磁场不均匀性的影响，是成像的难点。图 3-7 中的 E 和 F 为 SWI 图像，7.0T 对病变内小静脉显示清晰，而 3.0T 则无法显示。图 3-7 中的 G 和 H 为增强扫描图像，7.0T 图像病变内见斑点状强化。图 3-7 中的 I 为 DWI 图像，病变呈高信号，J 为 ADL 图，病变呈低信号。

三、诊断和分析

本病例诊断为髓母细胞瘤。

影像学诊断要点：①主要见于青少年，发病高峰年龄约为 7 岁，75% 的髓母细胞瘤发生在 10 岁之前；音猬因子（SHH）激活组也可见于成人；② 75% 发生在小脑蚓部，25% 发生在小脑半球；③ CT 常为稍高密度；MRI 表现为稍长 T_1 等或稍长 T_2 信号，DWI 呈稍高信号（细胞致密所致），其内信号欠均匀，常合并囊变，但钙化少见，部分病变前方可见脑脊液环绕，周围可见轻至中度水肿，增强扫描 90% 以上呈不均匀强化，4 组表现为轻度或无强化；④好发于第四脑室，第四脑室常受压前移，呈弧线样改变，周围小脑实质受压和（或）受累，可见幕上脑室积水；⑤早期可出现脑脊液播散（约 50%）。

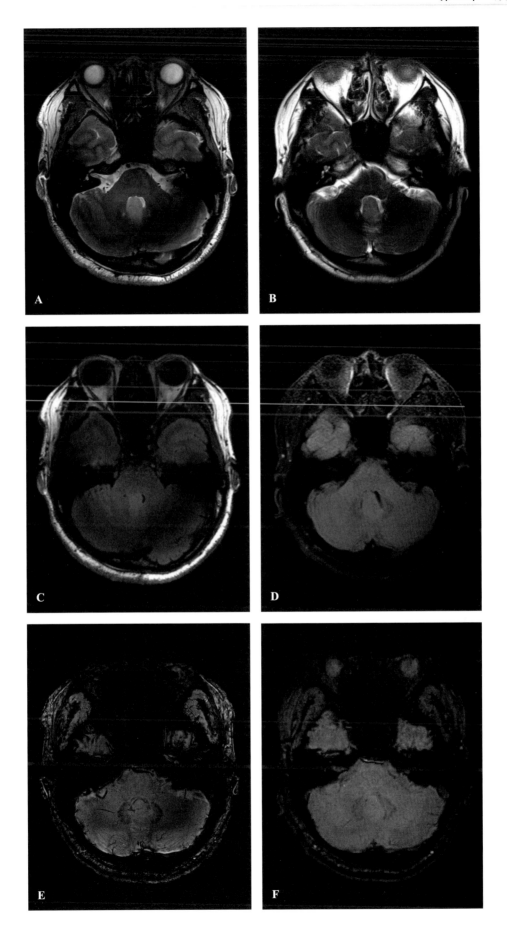

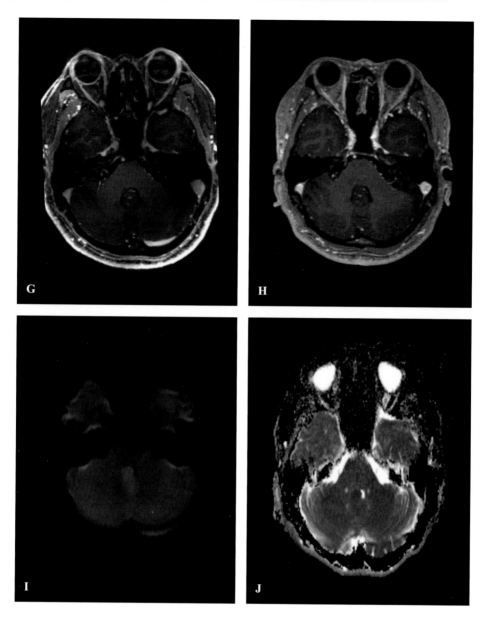

图 3-7　髓母细胞瘤病例

四、主要鉴别诊断

本病需要与第四脑室室管膜瘤、毛细胞型星形细胞瘤、脉络丛乳头状瘤鉴别。

（一）第四脑室室管膜瘤

1. 通常发生于儿童，发病年龄2个月～16岁。

2. 病变位于第四脑室内，多致梗阻性脑积水。

3. MRI 表现为等至长 T_1 等至长 T_2 混杂信号，钙化和出血常见。

4. ADC 值相对较高，增强扫描中等至明显强化。

（二）毛细胞型星形细胞瘤

1. 通常发生于儿童，发病年龄3～7岁。

2. 好发于小脑半球。

3. 典型表现为囊性病灶伴强化结节。

（三）脉络丛乳头状瘤

1.好发于儿童,1岁以下婴幼儿更多见。

2.脑室内肿瘤,侧脑室好发,发生于第四脑室少见,常伴有脑积水。

3.增强扫描示明显均匀强化。

五、临床与病理特点

髓母细胞瘤是发生于小脑的、侵袭性生长的、高度恶性的胚胎性肿瘤。主要见于青少年。髓母细胞瘤的组织学分型分为四个亚型:促结缔组织增生/小结节型、伴广泛结节的髓母细胞瘤、间变性髓母细胞瘤以及大细胞髓母细胞瘤。分子分型分为无翅相关整合位点(WNT)激活组、音猬因子(SHH)激活组以及由非WNT和/或SHH组成第3组和第4组。髓母细胞瘤肿瘤细胞致密(小圆细胞),通常是实性,其内可见囊变、出血。肿瘤易沿脑脊液播散。

第六节 血管母细胞瘤

一、病史摘要

女,37岁,头痛伴眼部不适2年余。

二、影像所见

图3-8中的A、C、E和G为7.0T图像,图3-8中的B、D、F和H为3.0T图像。图3-8中的A和B为T_2WI图像,示右侧小脑半球囊性病灶伴有壁结节,壁结节呈等T_2信号。图3-8中的C和D为T_2 FLAIR图像,壁结节表现为稍高信号,囊性部分表现为低信号。图3-8中的E和F为SWI图像,7.0T与3.0T相比,对于周边的低信号显示更确切、清晰。图3-8中的G和H为增强扫描图像,壁结节示明显强化,7.0T图像在壁结节旁可见一强化的血管影。

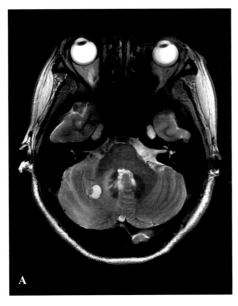

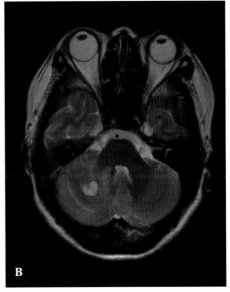

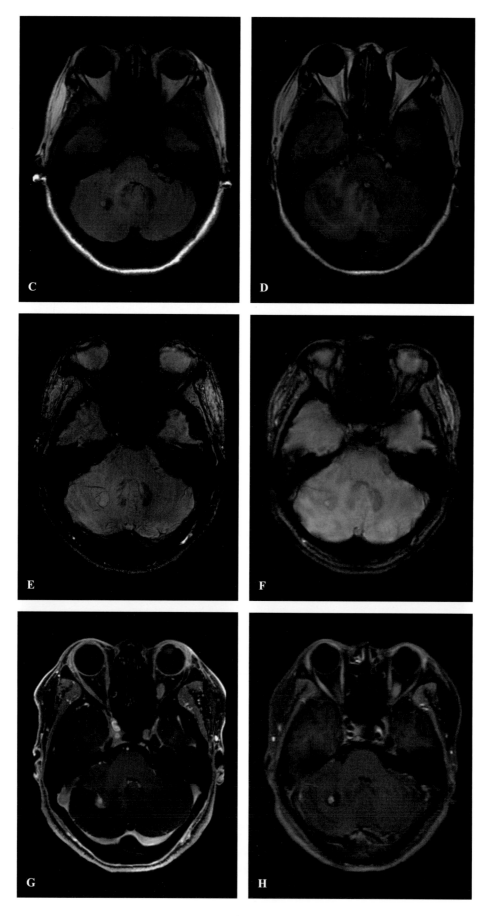

图 3-8 血管母细胞瘤病例

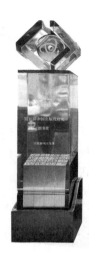

中华影像医学丛书·中华临床影像库

第五届中国出版政府奖获奖图书

编写委员会

顾　　问　刘玉清　戴建平　郭启勇　冯晓源　徐　克

主 任 委 员　金征宇

副主任委员（按姓氏笔画排序）

王振常　卢光明　刘士远　龚启勇

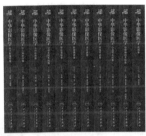
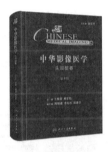
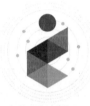
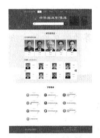

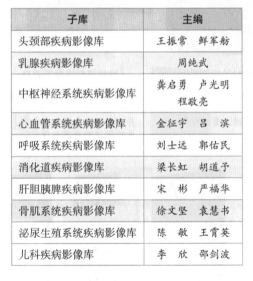

中华临床影像库

分卷	主编
头颈部卷	王振常　鲜军舫
乳腺卷	周纯武
中枢神经系统卷	龚启勇　卢光明　程敬亮
心血管系统卷	金征宇　吕　滨
呼吸系统卷	刘士远　郭佑民
消化道卷	梁长虹　胡道予
肝胆胰脾卷	宋　彬　严福华
骨肌系统卷	徐文坚　袁慧书
泌尿生殖系统卷	陈　敏　王霄英
儿科卷	李　欣　邵剑波
介入放射学卷	郑传胜　程英升
分子影像学卷	王培军

子库	主编
头颈部疾病影像库	王振常　鲜军舫
乳腺疾病影像库	周纯武
中枢神经系统疾病影像库	龚启勇　卢光明　程敬亮
心血管系统疾病影像库	金征宇　吕　滨
呼吸系统疾病影像库	刘士远　郭佑民
消化道疾病影像库	梁长虹　胡道予
肝胆胰脾疾病影像库	宋　彬　严福华
骨肌系统疾病影像库	徐文坚　袁慧书
泌尿生殖系统疾病影像库	陈　敏　王霄英
儿科疾病影像库	李　欣　邵剑波

了解更多图书　　　　关注公众号
请关注我们的公众号　　开启影像库 7 天免费体验

不熟悉人体结构怎敢当医生！

——几代解剖学家集腋成裘，为你揭示人体结构的奥妙

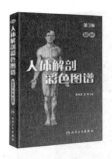

《人体解剖彩色图谱》（第 3 版 / 配增值）

——已是 100 万+ 读者的选择

读者对象：医学生、临床医师

内容特色：医学、美学与 3D/AR 技术的完美融合

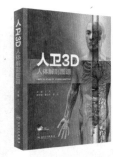

《人卫 3D 人体解剖图谱》

—— 数字技术应用于解剖学出版的"里程碑"

读者对象：医学生、临床医师

内容特色：通过数字技术精准刻画"系解"和"局解"所需展现的人体结构

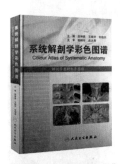

《系统解剖学彩色图谱》

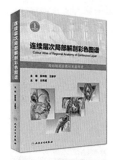

《连续层次局部解剖彩色图谱》

——"系解"和"局解"淋漓尽致的实物展现

读者对象：医学生、临床医师

内容特色：分别用近 800 个和 600 个精雕细刻的标本"图解"系统解剖学和局部解剖学

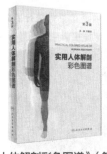

《实用人体解剖彩色图谱》（第 3 版）

——已是 10 万+ 读者的选择

读者对象：医学生、临床医师

内容特色：通过实物展现人体结构，局解和系解兼顾

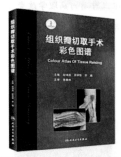

《组织瓣切取手术彩色图谱》

——令读者发出"百闻不如一见"的惊叹

读者对象：外科医师、影像科医师

内容特色：用真实、新鲜的临床素材，展现了 84 个组织瓣切取手术入路及线管的解剖结构

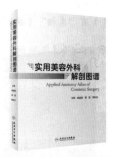

《实用美容外科解剖图谱》

——集美容外科手术操作与局部解剖于一体的实用图谱

读者对象：外科医师

内容特色：用 124 种手术、176 个术式完成手术方法与美学设计的融合

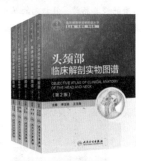

《临床解剖学实物图谱丛书》（第 2 版）

——帮助手术医师做到"游刃有余"

读者对象：外科医师、影像科医师

内容特色：参照手术入路，针对临床要点和难点，多方位、多剖面展现手术相关解剖结构

三、诊断和分析

本病例诊断为血管母细胞瘤。

影像学诊断要点：①通常发生于 40～60 岁成人，儿童罕见；② 90%～95% 位于后颅窝，其中 80% 位于小脑半球，幕上罕见；60% 为囊实性，40% 为实性，也可表现为纯囊性，典型表现为"大囊小结节"；③ CT 表现为低密度的囊性病变伴有明显强化壁结节；④在 MRI 囊性部分表现为长 T_1 长 T_2 信号，壁结节的信号各种各样，但增强扫描呈明显强化，囊壁常无强化；⑤肿瘤内或肿瘤旁迂曲的流空血管影及显著高灌注是其特征性表现。

四、主要鉴别诊断

本病主要与小脑毛细胞型星形细胞瘤相鉴别。

小脑毛细胞型星形细胞瘤有如下特点：

1. 儿童和青少年多见。

2. 可以发生于小脑半球的任何部位。

3. 囊性或囊实性肿块，典型表现为大囊带有壁结节，表现为长 T_1 长 T_2 的信号。

4. 增强扫描壁结节呈明显强化，囊壁大多不强化。

五、临床与病理特点

血管母细胞瘤属于 WHO 1 级肿瘤，组织起源不定，由间质细胞和丰富的毛细血管构成。镜检表现为在大囊的壁上可见边界清楚、血管丰富的红色结节，坏死和出血不常见。镜下肿瘤主要由空泡状大间质细胞和丰富的毛细血管网两种成分构成，囊壁是由受压的脑实质和反应性的胶质增生组成的。

第七节　毛细胞型星形细胞瘤

一、病史摘要

女，17 岁，间断头晕、头痛 1 个月余。

二、影像所见

图 3-9 中的 A、C、E 和 G 为 7.0T 图像，图 3-9 中的 B、D、F 和 H 为 3.0T 图像。图 3-9 中的 A 和 B 为 T_2WI 图像，示右侧小脑半球囊实性肿块，边界清楚，邻近小脑及四脑室明显受压。病灶囊性部分呈长 T_2 信号，实性部分呈等 T_2 信号。图 3-9 中的 C、D、E、F、G 和 H 为增强图像，囊壁及实性部分明显强化。

三、诊断和分析

本例诊断为毛细胞型星形细胞瘤。

影像学诊断要点：①儿童和青少年多见；②发病部位：小脑（60%）＞视神经 / 视交叉（25%～30%）＞第三脑室旁＞脑干；③肿瘤多呈类圆形或略不规则形，边界清楚，其内囊变较多见，出血及钙化少见，瘤周多无或有轻微水肿，占位效应较轻；④ MRI 呈不均匀长 T_1 长 T_2 信号，增强扫描实性部分明显增强，囊变区无强化，囊壁不强化或轻度强化。

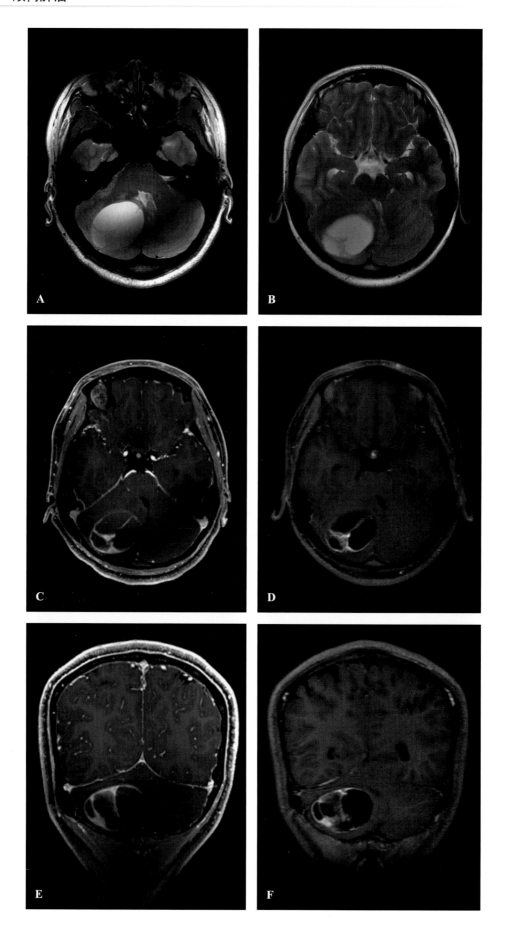

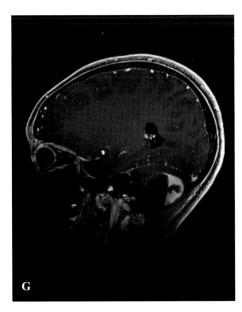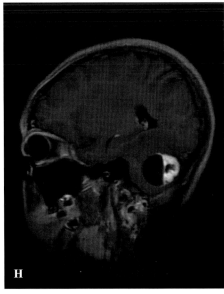

图 3-9 毛细胞型星形细胞瘤病例

四、主要鉴别诊断

本病需与髓母细胞瘤、室管膜瘤、血管母细胞瘤等鉴别。

（一）髓母细胞瘤

1. 儿童常见，常位于小脑蚓部并向第四脑室方向生长。

2. 多为实性肿瘤，CT 平扫呈稍高密度，MRI 等 T_1 稍长 T_2 信号，DWI 呈高信号。

3. 增强扫描呈 90% 以上呈不均匀强化，分子分型中第 4 组表现为轻度或无强化。

（二）室管膜瘤

1. 儿童多见，多位于第四脑室内，有"钻孔生长"的特点。

2. CT 平扫呈不均匀低密度，可见出血或钙化，MRI 呈不均匀的长 T_1 长 T_2 信号。

3. 增强扫描呈显著不均匀强化。

（三）血管母细胞瘤

1. 多发生于 40～60 岁的成人。

2. 影像表现可与毛细胞型星形细胞瘤相似，多为囊实性肿块，有时肿瘤内及周边可见血管流空现象。

3. 增强扫描壁结节及囊壁呈显著强化。

五、临床与病理特点

毛细胞型星形细胞瘤为 WHO 1 级星形细胞瘤，好发于儿童及青少年，10～20 岁多见，少数见于中年人，男女发病无明显差异。临床上常见颅内压增高、共济失调、视力下降或视野受损症状。预后多良好。肉眼所见肿瘤为边界清楚的分叶状肿块，常伴囊变，出血少见。镜下肿瘤细胞多细长，自细胞一端或两端发出纤维突起，呈毛发丝状。

第八节　脑转移瘤

一、病史摘要

男,68 岁,确诊胃癌伴右侧肢体活动不便 1 个月余。

二、影像所见

图 3-10 中的 A、C、E 和 G 为 7.0T 图像,图 3-10 中的 B、D、F 和 H 为 3.0T 图像。图 3-10 中的 A 和 B 为 T_2WI,示左侧额叶皮层下类圆形异常信号,病变内部信号不均匀,呈稍高信号及不规则低信号。图 3-10 中的 C 和 D 为 T_2 FLAIR 图像,病变周围可见大片水肿。图 3-10 中的 E 和 F 为 SWI 图像,7.0T 上可见病变周围及内部多发点状、线状低信号,提示出血,比 3.0T 上显示的范围更大,位置和界限更加具体。图 3-10 中的 G 和 H 为增强扫描图像,病灶呈明显环形强化。

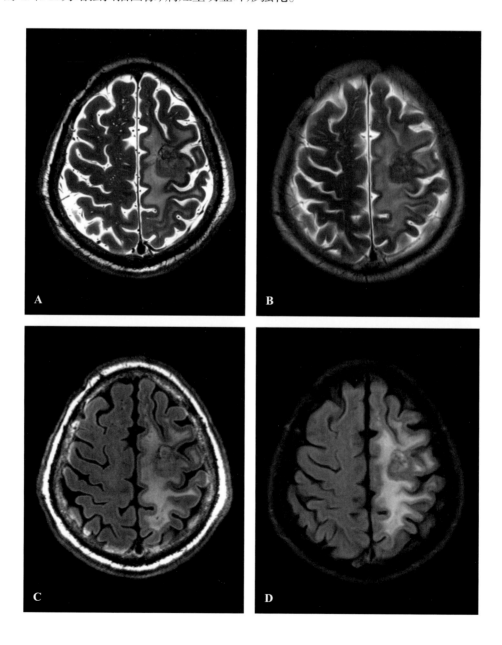

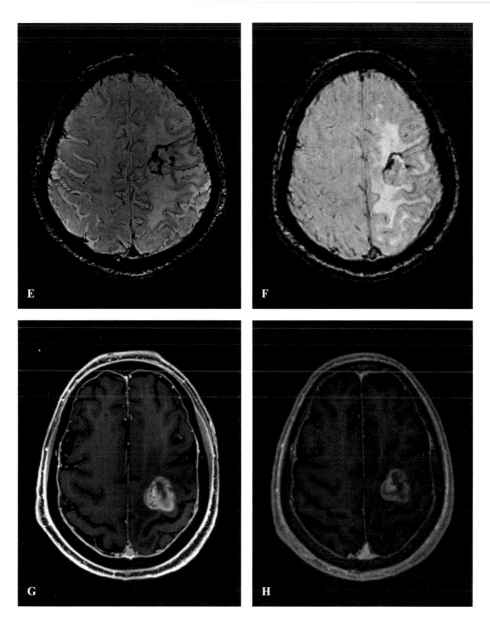

图 3-10　脑转移瘤病例

三、诊断和分析

本病例诊断为脑转移瘤。

影像学诊断要点：①发病年龄较大，有原发恶性肿瘤病史，最常见为肺癌与乳腺癌，胃癌相对少见，但也可以发生脑转移；②多位于脑灰、白质交界区，病灶常多发，呈类圆形，周围伴有明显水肿，呈现"小结节，大水肿"征象；③常呈长 T_1 长 T_2 信号，伴有出血时信号混杂；④增强扫描多呈厚薄不均的环形强化、不规则结节状强化或多发散在斑点状强化，当出现脑膜转移，可表现为脑膜强化。

四、主要鉴别诊断

本病需与多发性脑脓肿、高级别胶质瘤、原发性中枢神经系统淋巴瘤等鉴别。

（一）多发性脑脓肿

1. 患者多有发热病史。

2.脓肿壁较薄且均匀,在 T₂WI 多呈环形低信号影,DWI 上脓液为高信号。

3.增强扫描呈厚薄均匀的环形强化,邻近脑膜可见强化。

(二)胶质母细胞瘤

1.多发生于脑白质内,灰质亦可受累。

2.病灶较大,水肿明显,边界不清。

3.增强扫描呈"花环样"不均匀强化,可伴有室管膜下播散。

(三)原发性中枢神经系统淋巴瘤

1.CT 呈稍高密度。

2.MRI 呈等 T₁ 等 T₂ 信号,周边水肿不如转移瘤明显。

3.DWI 多呈较高信号。

4.增强扫描呈显著强化,强化较均匀。

五、临床与病理特点

颅脑是恶性肿瘤极为常见的转移部位,脑转移瘤占脑肿瘤的 20% 左右。在所有脑转移瘤中,肺癌脑转移最为常见。脑内转移先是孤立的边界锐利的结节状病灶,随着病灶的生长,可发生坏死、出血,但脑转移瘤极少发生钙化。病灶常位于皮质表面或灰、白质交界处,通常为血行转移,20% 于幕下。脑膜转移值得注意。

有原发恶性肿瘤病史的患者被疑有脑转移时,MRI 增强扫描是必需的影像学检查方法,研究显示 3.0T MRI 必要时还可进行双倍剂量增强扫描,7.0T MRI 单倍剂量即可对病灶有清晰显示。

第九节 脑膜瘤

一、病史摘要

病例一:女,53 岁,突发头晕、头痛 20 余天。
病例二:男,59 岁,间断头痛 1 年余,加重 1 个月。

二、影像所见

病例一:图 3-11 中的 A、C、E 和 G 为 7.0T 图像,图 3-11 中的 B、D、F 和 H 为 3.0T 图像。图 3-11 中的 A 和 B 为 T₂WI,示左侧额部颅骨内板下丘状肿块,边界清楚,邻近额叶脑实质受压,中线结构受压右移。病变呈稍长 T₂ 信号,周围可见脑脊液环征,邻近额叶可见水肿。7.0T 对病变内部血管影显示较清晰,图 3-11 中的 C 和 D 为 T₂FLAIR 图像,表现为稍高信号。图 3-11 中的 E 和 F 为 SWI 图像,可见瘤内低信号,提示出血,7.0T 图像显示的低信号更加明显,范围更大。图 3-11 中的 G 和 H 为增强扫描图像,病灶明显强化,强化比较均匀,邻近脑膜见"脑膜尾征"。

病例二:图 3-12 中的 A、C 和 E 为 7.0T 图像,图 3-12 中的 B、D 和 F 为 3.0T 图像。图 3-12 中的 A 和 B 为 T₂WI 图像,示左侧额部中线旁类圆形异常信号,病变呈稍高信号。病变内部信号不均匀,邻近脑实质受压改变。7.0T 可显示肿瘤内部多发的流空血管影,而 3.0T 显示模糊。图 3-12 中的 C 和 D 为 SWI,7.0T SWI 对病变内低信号(提示为血管影及出血)显示更为清晰。图 3-12 中的 E 和 F 为增强图像,病灶强化欠均匀,其内可见片状无强化区。

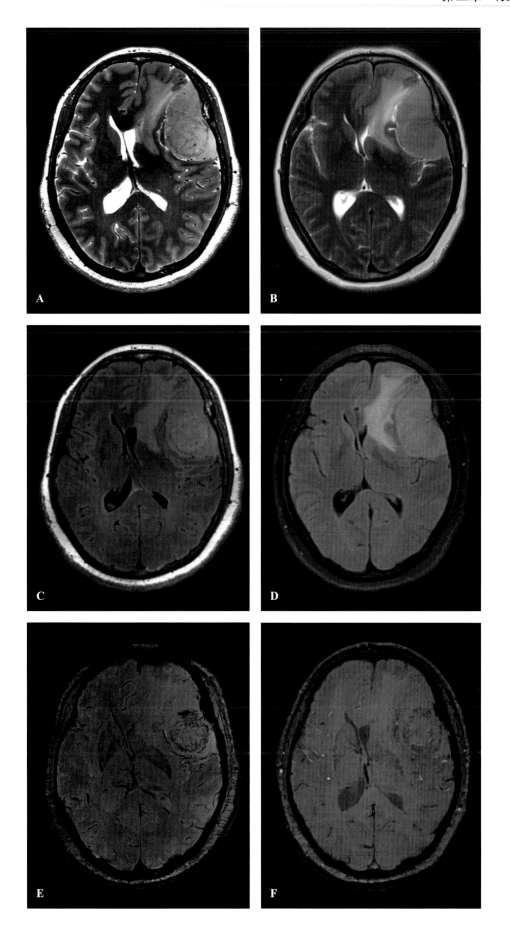

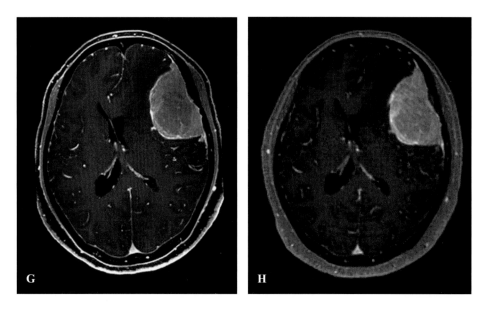

图 3-11 脑膜瘤病例一

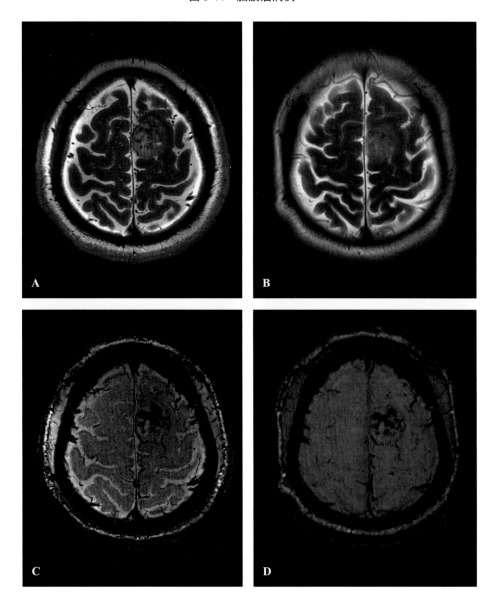

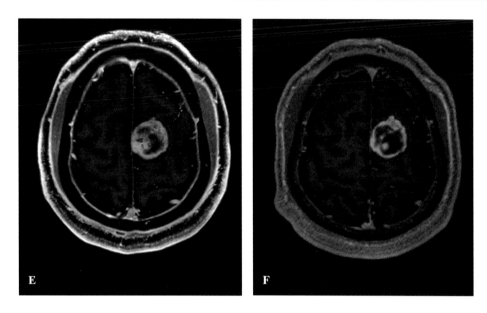

图 3-12　脑膜瘤病例二

三、诊断和分析

病例一：诊断为脑膜内皮细胞型脑膜瘤。

病例二：诊断为血管瘤型脑膜瘤。

影像学诊断要点：①好发年龄 40～60 岁，儿童少见，女性多见；②90% 位于幕上，矢状窦旁和大脑凸面是最常见部位（45%），其次为蝶骨嵴（15%～20%），嗅沟（5%～10%），鞍旁（5%～10%）；8%～10% 位于幕下，桥小脑角区是最常见的部位；③CT 表现为以宽基底靠近颅骨或硬脑膜，光滑的边缘清晰的圆形或椭圆形肿块，70%～75% 表现为高密度，25% 呈等密度，1%～5% 呈低密度；20%～25% 有钙化，可以表现为弥漫性或局灶性，呈泥沙样、日光放射状、球形及轮辐状；邻近颅骨增生、受压变薄或破坏；④MRI 典型信号表现与脑灰质信号相仿，T_1WI 呈等及稍低信号，T_2WI 呈等及稍高信号，可以出血、坏死、囊变，增强扫描 90% 以上呈明显均匀强化，瘤周水肿程度不一；肿瘤周围可见脑脊液和血管包绕，肿瘤内可见流空血管影，35%～80% 可见硬脑膜尾征；⑤脑膜瘤灌注成像呈显著高灌注表现；⑥间变型（恶性）脑膜瘤少见，肿瘤生长迅速，瘤周水肿明显，具有明显的侵袭性。

四、主要鉴别诊断

本病主要与硬脑膜转移瘤、孤立性纤维性肿瘤、肉芽肿（Rosai-Dorfman 病）及髓外造血鉴别。硬脑膜转移瘤通常有原发恶性肿瘤的病史，乳腺癌是最常见的原发恶性肿瘤，硬脑膜转移瘤邻近颅骨常受侵袭，呈多灶性。孤立性纤维性肿瘤发病更年轻，形态不规则，边缘呈分叶状，周围多有流空血管。Rosai-Dorfman 病常规影像学表现与脑膜瘤相似，但邻近骨质易受累破坏，灌注成像呈等低灌注，有助于与脑膜瘤鉴别。髓外造血呈多灶性，患者有明确的造血性疾病。

五、临床与病理特点

脑膜瘤起源于蛛网膜的帽状细胞。WHO 将其分为典型脑膜瘤，不典型脑膜瘤、间变型（恶性）脑膜瘤。90%～95% 为良性，相当于 WHO 1 级，不典型及间变型脑膜瘤预后较差，相当于 WHO 2 级和 3 级。大体上肿瘤质地从软到坚硬不等，既可表现为球状边界清楚宽基底附着于硬脑膜的肿瘤，也可以表现为片状延伸覆盖硬脑膜。常压迫附近脑组织，侵及硬脑膜和硬膜窦，偶可侵及颅骨。镜下组织病理学的改变多种多样,亚型较多,其中脑膜内皮型脑膜瘤最常见,镜下主要表现为肿瘤细胞均匀一致,胶原纤维的分隔及沙粒样钙化。

第十节 听神经鞘瘤

一、病史摘要

女,54岁,左侧听力下降2年,左面部麻木3个月。

二、影像所见

图3-13中的A为CT骨窗,可见左侧内听道扩大,骨质未见破坏。B、C为7.0T图像,D、E和F为3.0T图像。示左侧桥小脑角区类圆形混杂信号影。图B为SWI图像,可见病灶内多发出血灶。图3-13中的C和D为T_2WI。图3-13中的E和F增强后肿瘤实性成分明显强化,囊变区无强化,病变延伸至左侧内听道内,第四脑室及脑桥受压。

三、诊断和分析

本病例诊断为听神经鞘瘤。

影像学诊断要点:① CT骨窗可显示内听道扩大,肿瘤多为等或略低密度,瘤内可见更低密度;② MRI显示肿瘤呈圆形或类圆形,稍长T_1稍长T_2信号,囊变为长T_1长T_2信号;③增强后瘤体实性部分明显强化,囊变区不强化;④同侧听神经增粗且强化;⑤神经鞘瘤也可以出血,但不常见;⑥肿瘤较大时可致第四脑室受压,引起梗阻性脑积水。

四、主要鉴别诊断

本病需与脑膜瘤、表皮样囊肿等鉴别。

(一)脑膜瘤

1. CT为稍高密度,25%的病例可见钙化。

2. MRI典型表现为等T_1等T_2信号,并均匀强化,囊变少见,以宽基底与脑膜相连,有"硬膜尾征"。

3. 不引起同侧听神经增粗及强化。

(二)表皮样囊肿

1. 较均匀的长T_1长T_2信号,无强化。

2. DWI为均匀高信号。

五、临床与病理特点

听神经鞘瘤是发生于施万细胞的良性肿瘤,是桥小脑角区最常见的肿瘤,约占80%。多起源于前庭上神经(约占2/3),少数起源于耳蜗神经。肿瘤的血供主要来自小脑前下动脉,静脉回流则通过岩静脉汇入岩上窦。以单侧发病多见,若双侧发病则考虑有无神经纤维瘤病2型(NF2),NF2表现为双侧听神经鞘瘤,同时可伴其他脑神经鞘瘤和脑膜瘤等,应同时行全脑MR扫描。肿瘤生长缓慢,首发症状多为渐进性听力下降,同时可伴有耳鸣或眩晕,当肿瘤压迫周围颅内神经时,可出现面部感觉减退及同侧咀嚼肌无力(三叉神经)、周围性面瘫及同侧舌前2/3味觉减退(面神经)、眼睑下垂或瞳孔散大或光反射消失(动眼神经)等症状。肿瘤囊变多见,钙化少见。组织学分为两型:Antoni A型细胞排列紧密,呈梭形,伴有成熟胶原纤维;Antoni B型细胞形态多样,排列疏松,间质网状伴有退行性变化如脂肪变性、色素沉着。

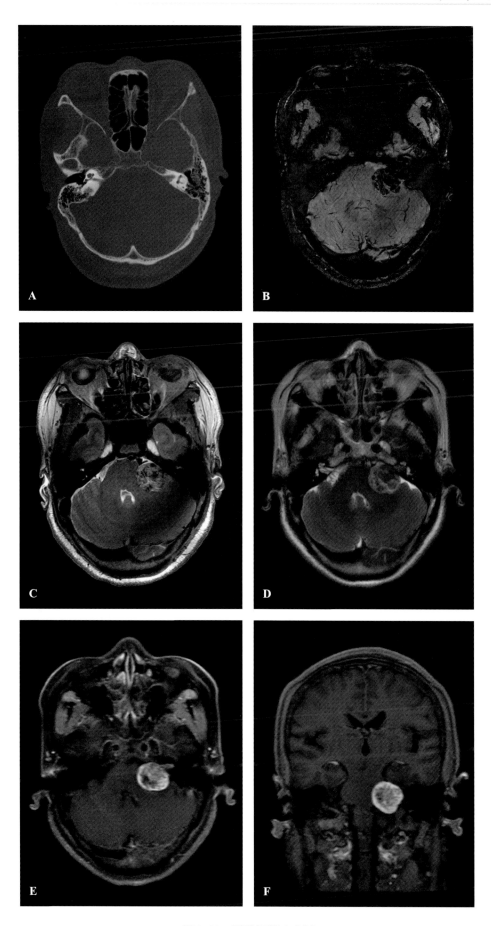

图 3-13 听神经鞘瘤病例

第四章　脑血管疾病

第一节　大脑中动脉狭窄

一、病史摘要

病例一：男，45岁，头部不适1个月余就诊。

病例二：男，39岁，发作性肢体抽搐1个月。

二、影像所见

病例一：图4-1中的A、C和E为7.0T图像，图4-1中的B、D和F为3.0T图像。图4-1中的A和B为MRA，示右侧大脑中动脉M1段重度狭窄，其远端分支显示尚可。图4-1中的C和D为针对豆纹动脉冠状面重建图像，在7.0T图像上可以清晰显示豆纹动脉的分布、形态，并且显示出豆纹动脉起始部与狭窄病变之间的关系，而3.0T图像上，无法很好地显示豆纹动脉。图4-1中的E和F为SWI，7.0T图像可清晰显示深髓静脉，呈"毛刷征"。

病例二：图4-2中的A、C、E和G为7.0T图像，图4-2中的B、D、F和H为3.0T图像。图4-2中的A、B、C和D为MRA，示右侧大脑中动脉M1～M2段长节段病变，管腔重度狭窄，7.0T可见狭窄远端分支部分显影，而3.0T中狭窄远端分支几乎未见显影，这种分支显影情况对于判断侧支代偿具有重要的参考价值，同时，在冠状面重建图可见豆纹动脉显示良好，而在3.0T上，豆纹动脉显示不理想。图4-2中的E和F为T₂WI，图4-2中的G和H为SWI，7.0T较3.0T可更好地显示各级静脉血管，脑室旁深髓静脉显示清楚，对于评价脑实质早期结构损害具有重要的意义。

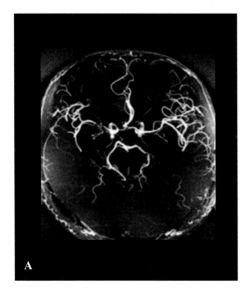

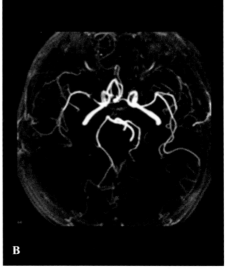

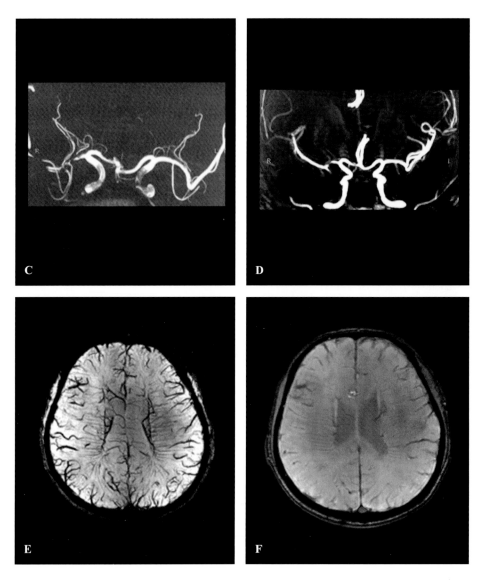

图 4-1　大脑中动脉狭窄病例一

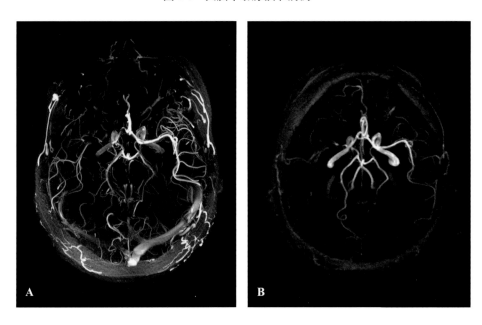

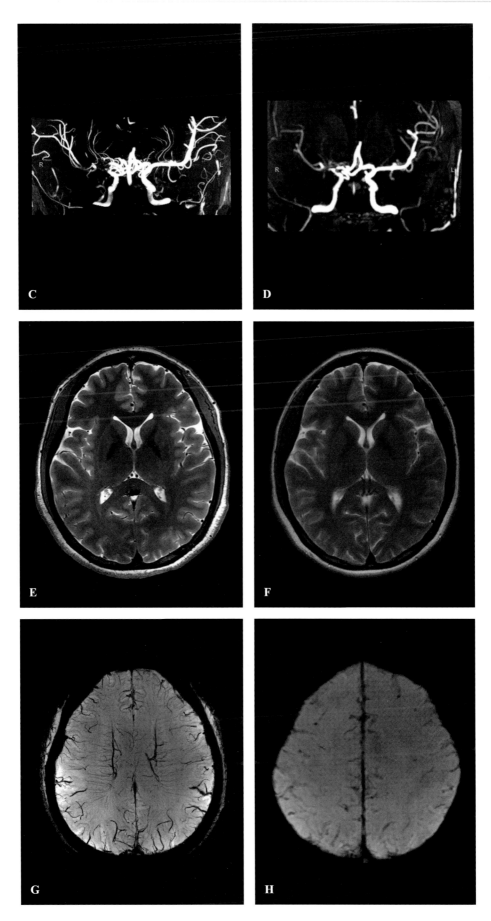

图 4-2 大脑中动脉狭窄病例二

三、诊断和分析

两病例均诊断为大脑中动脉狭窄（middle cerebral artery stenosis）。

影像学诊断要点：①影像技术：脑血管检查常用影像技术包括 CT 血管成像及 MR 血管成像，其中时间飞跃法 MR 血管成像（time-of-flight MR angiography，TOF-MRA）不需要注射对比剂，能够对脑动脉管腔进行很好的显示；但 TOF-MRA 仅能够对管腔进行显影，在评价动脉狭窄病因方面能力有限；磁共振高分辨管壁成像即"黑血成像"可以将血管内血液信号抑制，很好的显示管壁的改变，在病因学诊断上具有重要价值。②颅内动脉狭窄首先需要明确动脉狭窄发生的位置，其中大脑中动脉，是颅内动脉狭窄最常发生的部位；颅内大动脉狭窄 MRA 表现为动脉管腔局灶性或节段性信号减低、缺失，管腔变窄，其远端分支减少或显影差（灌注不足所导致的慢血流不显影，或远端分支的闭塞）。③当出现颅内动脉狭窄时，还需要结合影像及临床情况，明确狭窄的病因，其中，最常见的是动脉粥样硬化性狭窄。④颅内动脉粥样硬化性狭窄常常伴有多节段或多血管受累，主要表现血管走行僵硬或迂曲（血管弹性减弱）；管腔粗细不均，管壁粗糙不光滑，可呈串珠样改变；大血管分支减少。磁共振高分辨管壁成像上，颅内动脉粥样硬化可以观察到粥样硬化性斑块，表现为偏心性管壁增厚，多呈局灶性，也可以累及较长的节段，当斑块内出血可表现为高信号，增强扫描后可出现不同程度的强化。⑤大脑中动脉粥样硬化性狭窄还需要观察其他血管情况以免遗漏狭窄病变。

四、主要鉴别诊断

当发现颅内动脉狭窄后，需要对狭窄的病因进行判断，其中，最常见的病因是前述的动脉粥样硬化性狭窄，与之鉴别的主要疾病包括：

1. 血管炎，常多血管受累，病变常呈长节段血管受累，但也可以出现局限性表现，还可进展为血管闭塞，TOF-MRA 对该类病变的诊断能力有限，临床上常常需要结合磁共振高分辨管壁成像，常表现为管壁向心性管壁增厚，多血管受累或节段较长，增强扫描后明显强化，均匀强化。

2. 烟雾病，烟雾病最常累及颈内动脉末端，表现为进行性狭窄 - 闭塞，患者往往发病年龄较轻，影像上以颈内动脉 - 大脑中动脉狭窄 - 闭塞，伴或不伴有大脑前动脉受累，以颅底多发纤细、迂曲小血管形成为典型表现，大脑后动脉往往远端分支延长、粗大，代表了对大脑中动脉供血区的代偿；在年龄较大的患者中，烟雾病与动脉粥样硬化性狭窄有时鉴别困难。

五、临床与病理特点

大脑中动脉出现狭窄，可有肢体活动不灵、感觉障碍或者言语不利的临床现象。在临床上，大脑中动脉负责供应大脑四分之三的血液，大脑中动脉如果出现狭窄，患者就会有脑供血不足的临床表现，比如肢体活动不灵，言语不利或者肢体麻木等，如果因此导致大面积脑梗死可危及生命。由于大脑中动脉向基底节内囊供血，大脑中动脉分支闭塞可能出现言语不清、偏瘫、偏盲等一系列临床表现。大脑中动脉主干闭塞可出现对侧肢体偏瘫、偏身感觉障碍和同向性偏盲等典型"三偏征"，而且还可能有意识障碍和嗜睡等大面积脑梗死症状。

第二节　动静脉畸形

一、病史摘要

男，39 岁，发作性肢体抽搐 1 个月。

二、影像所见

图 4-3A、C、E、F 为 7.0T 图像，图 4-3B、D 为 3.0T 图像。图 4-3A、B 为 T$_2$WI 示左侧侧脑室后角旁多发迂曲粗细不等条状低信号，周围可见片状高信号水肿带。图 4-3C、D 为 SWI 示左侧侧脑室后角旁多发迂曲粗细不等条状低信号，7.0T 可显示更多迂曲静脉，较 3.0T 可清楚地显示引流静脉的出口信息。图 4-3E、F 为 MRA 示左侧大脑中动脉侧裂支明显增粗，左颞枕叶大片信号增高及多发异常血管影。

三、诊断和分析

本病例诊断为动静脉畸形（arteriovenous malformation，AVM）。

影像学诊断要点：① CT 表现：AVM 常表现为混杂密度团块影，边界不清楚，大小不一，可从几毫米、至累及整个脑叶、一侧或双侧大脑半球；AVM 由供血动脉、血管巢及引流静脉组成，CTA 上 AVM 通常表现为异常扩大、扭曲、管径粗细不均的血管团，可以显示异常扩张的供血动脉和引流静脉；可伴有相应区域脑组织缺血改变；AVM 发生出血后可表现为脑实质内血肿形成、脑室内出血、蛛网膜下腔出血，也可以

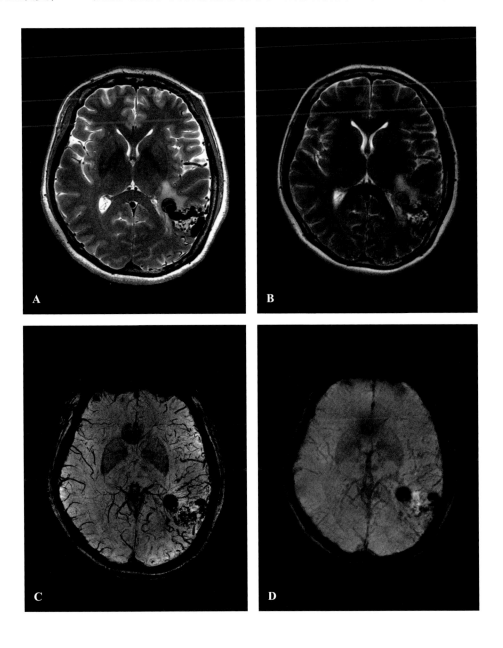

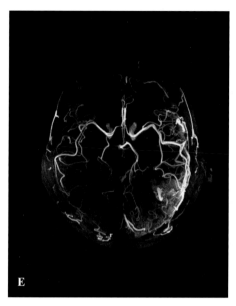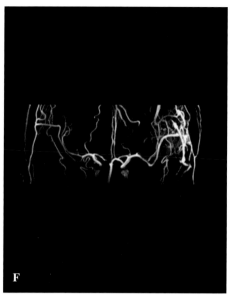

图4-3　动脉瘤畸形病例

出现硬膜下血肿。② MRI 表现：AVM 在 T_2WI 主要表现为广泛的流空血管团，T_1WI 上通常信号不均，病变区域内可见到不同时期的出血信号，并可伴有相应区域脑组织改变，包括脑萎缩、软化灶形成、胶质增生及脑膜增厚；MR 增强扫描有助于显示 AVM 的供血动脉和引流静脉，但当发生出血后，畸形血管可被血肿覆盖并压迫，给诊断带来困难；MRA 上 AVM 的表现为杂乱的血管增多影，可以显示大部分动脉及静脉结构，动态增强 MRA 显示效果常优于常规 TOF-MRA。③ 7.0T MRI 在 AVM 诊断中的优势：7.0T MRI 可以显示良好的动脉结构，还提供更佳的解剖细节，如显示扩张的小动脉和动静脉短路，利用新技术如 4D-MRA，可以更精准地显示 AVM 血流动力学的变化。

四、主要鉴别诊断

当 AVM 病灶体积较大，在 CT 和 MRI 上具有特征性表现，不难做出诊断，但当 AVM 表现不够典型时，需与以下疾病鉴别：

（一）胶质母细胞瘤

胶质母细胞瘤（glioblastoma，GBM）可具有占位效应，增强后 GBM 实质部分可出现显著强化，而 AVM 除可见强化血管外其余部分不出现强化。

（二）需与血栓性或隐匿性 AVM 鉴别的疾病

血栓性或隐匿性 AVM 需要与海绵状血管瘤、少突胶质细胞瘤、星形细胞瘤进行鉴别，当 AVM 自身血栓形成或出血导致 AVM 病灶被掩盖，鉴别困难，脑血管造影对诊断 AVM 有很大帮助。

五、临床与病理特点

AVM 是一种罕见的脑血管发育异常，常见于 20～40 岁，大多数为孤立性病变，由发育不良的大脑动脉和静脉缠绕而成，其中动静脉直接连接，没有正常的毛细血管床衔接，易发生破裂导致颅内出血，是年轻人脑出血的重要原因，如果不及时治疗，出血会造成严重的神经损伤，甚至致命。典型临床征象为颅内出血和癫痫发作，也可表现为进行性神经功能缺损、精神疾病、头晕或偏头痛。动静脉畸形的病因和危险因素尚不清楚，少数为遗传性。在平衡终生出血风险和干预风险后决定治疗方式，目前的治疗方式包括手术切除、栓塞、立体定向放射治疗和观察。

第三节 海绵状血管瘤

一、病史摘要

女,54岁,间断头晕4年,突发意识不清2天。

二、影像所见

图4-4中的A、C和E为7.0T图像,图4-4中的B、D和F为3.0T图像。图4-4中的A和B为DWI,示左侧颞叶片状低信号,内夹杂点状高信号。图4-4中的C和D为T₂FLAIR,示左侧颞叶片状高信号,周围见低信号环。图4-4中的E和F为T₂WI,示左侧颞叶片状等稍高信号,周围见低信号环。

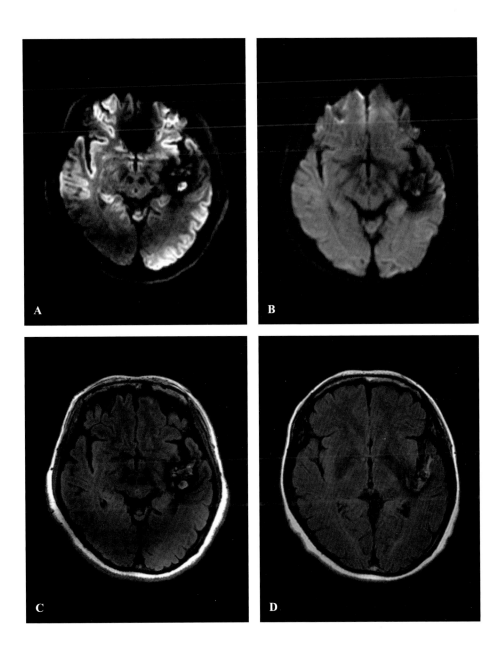

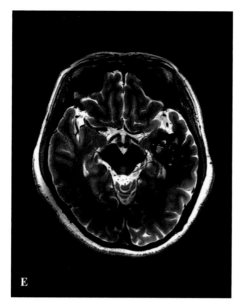
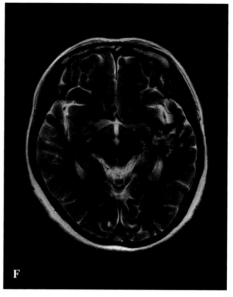

图4-4　海绵状血管瘤病例

三、诊断和分析

本病例诊断为海绵状血管瘤（cavernous hemangioma）。

影像学诊断要点：① CT 表现：CT 平扫病灶为等密度或稍高密度圆形病灶，也可以表现为混杂有等密度和高密度的病灶，部分病例也可呈不均质钙化灶；海绵状血管瘤内部可含少许高密度，与其内部存在少量出血有关，CT 平扫在鉴别其内少量出血和钙化比较困难；海绵状血管瘤也可以完全钙化；海绵状血管瘤一般占位效应不明显，不伴显著的瘤周水肿，当海绵状血管瘤内存在较大量出血时，可存在一定的占位效应；海绵状血管瘤一般长时间内变化不大，当其内部出现急性出血时短时间内病灶会显著增大，内部出血有时会突破包裹破入至蛛网膜下腔，在 CT 平扫上可以清晰显示线状高密度的蛛网膜下腔出血。CT 增强后强化方式多种多样，与瘤内有无血栓和钙化有关，血栓或钙化少则可强化明显。② MRI 是海绵状血管瘤首选的检查方法，对于海绵状血管瘤的检出具有高度敏感性。海绵状血管瘤在常规 MRI 平扫上显示为边界清晰的混杂信号病灶，周围伴环形低信号，因海绵状血管瘤内血栓或病灶周围有产生顺磁效应的含铁血黄素而形成。根据 MRI 表现海绵状血管瘤可分为 4 型。Ⅰ 型：病灶内存在亚急性出血时，中心含有正铁血红蛋白，在 T_1WI 和 T_2WI 呈高信号，周边环绕含铁血黄素环的低信号；Ⅱ 型：病灶内部反复多次出血，并含机化不一的血栓，T_1WI 呈网格状或桑葚状或爆米花样混杂信号，T_2WI 病灶呈周围环形低信号中心为混杂信号；Ⅲ 型：病灶内存在慢性期出血，病灶于 T_1WI 呈等或低信号，T_2WI 呈等低信号，病灶周围伴有 T_2WI 更低信号环绕；Ⅳ 型：病灶微小或有毛细血管扩张，常规 MRI 不易显示，需要 GRE 序列或 SWI 序列进行检查，在两种序列中海绵状血管瘤均呈点状低信号。增强扫描海绵状血管瘤大部分呈不强化或轻度强化，部分病例可呈明显强化。

四、主要鉴别诊断

典型的海绵状血管瘤在 CT 和 MRI 上有着特征性的表现，当海绵状血管瘤表现不典型时需要和以下疾病进行鉴别。

（一）急性期脑出血

由于病灶内渗血在 CT 上可表现为高密度，海绵状血管瘤在 CT 上有时可被误诊为急性期脑出血，而

MR 上两者表现截然不同,急性期脑出血表现为单纯的出血信号,符合出血在 MR 上的信号变化,而海绵状血管瘤由于含铁血黄素沉积表现为周围低信号,具有特征性,短期内变化小。

(二)脑肿瘤

当海绵状血管瘤较大,出现明显占位效应时,需要与脑内的肿瘤性病变,如高级别胶质瘤和转移瘤进行鉴别,其可出现瘤内出血、坏死,增强扫描明显环状强化,而海绵状血管瘤常常强化不明显,当出现继发性感染等,有时鉴别较困难。海绵状血管瘤一般不存在明显占位效应,并且病灶周围不伴显著水肿,此特点可作为海绵状血管瘤与其它脑内肿瘤性病变鉴别的依据之一。

(三)AVM

CT 上 AVM 呈等或高密度,边界不清,无显著瘤周水肿及占位效应、可伴有钙化灶,CT 增强病灶内可见点状或线条状强化,代表其内部的血管强化,部分病例中可见迂曲扩张的供血动脉和引流静脉强化。MRI 上由于血管的流空效应,可清晰显示 AVM 的畸形血管团,也可显示周围迂曲粗大的供血动脉和引流静脉,有时可见局限性脑萎缩、脑软化灶及出血,易与海绵状血管瘤鉴别。

(四)毛细血管扩张症

毛细血管扩张症在病理上为毛细血管的异常扩张,扩张的毛细血管间含有正常的脑组织,毛细血管管壁缺乏平滑肌和弹力纤维使其管腔扩张,与海绵状血管瘤表现相似,但病变周围没有胶质细胞增生及含铁血黄素沉着现象。常规 CT 和 MRI 序列中常表现为等密度或等信号,与海绵状血管瘤相比,病灶较小,而且瘤周缺少 T_2WI 低信号环。

五、临床与病理特点

海绵状血管瘤发生率约占脑血管畸形的 7%,在临床上少见。镜下海绵状血管瘤由扩张、衬有内皮的窦样间隙构成,窦样间隙排列紧密,无正常脑组织间隔,常发生于脑实质内,发生于脑膜者在部分病例中也可见。病灶一般呈圆形或分叶状,病灶内血液的淤滞容易破出至血管腔外,因此脑内海绵状血管瘤典型表现为其具有自发性反复少量出血倾向,病灶内有钙化灶和含铁血黄素沉积。脑内海绵状血管瘤发生于幕上(约 80%)脑实质内,最常见于额、颞叶深部白质区、灰白质交界区和基底节区,也可发生于小脑、脑干和脊髓,脑内多发海绵状血管瘤病灶占所有海绵状血管瘤病例的 19%,而多发海绵状血管瘤的患者常合并有身体其他脏器的血管瘤病灶。临床上脑内海绵状血管瘤可无任何症状和体征,也可由于出血或占位效应表现为癫痫、头痛等症状。

第四节 动脉瘤

一、病史摘要

男,59 岁,脑缺血发作后复查。

二、影像所见

图 4-5 中的 A、C 和 E 为 7.0T 图像,图 4-5 中的 B、D 和 F 为 3.0T 图像。图 4-5 中的 A 和 B 为 MRA,图示左侧大脑中动脉 M1 段异常突起。图 4-5 中的 C 和 D 为 T_2WI,示左侧基底池区见类圆形低信号影。图 4-5 中的 E 和 F 为 T_1WI,示左侧基底池区见类圆形混杂低、等、高信号影,7.0T 对动脉瘤结构显示更加清晰,内可见混杂短 T_1 附壁血栓信号。

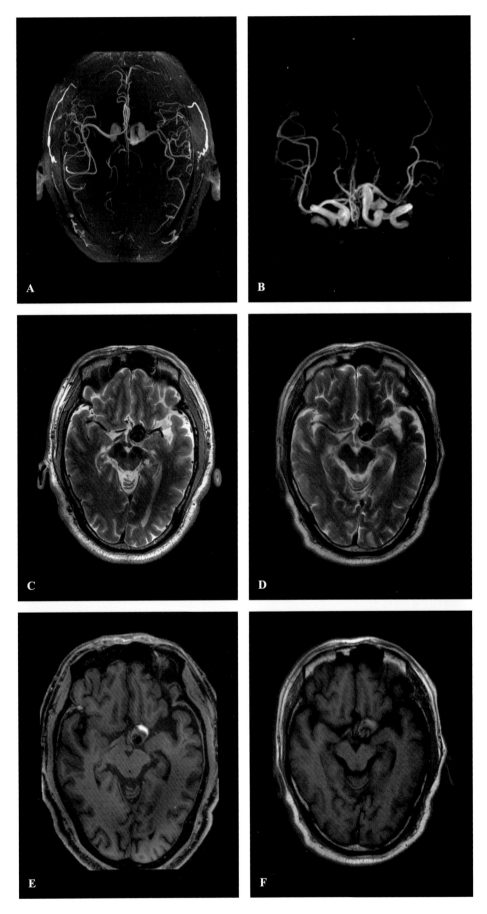

图 4-5 动脉瘤病例

三、诊断和分析

本病例诊断为动脉瘤（aneurysm）。

影像学诊断要点：①颅内动脉瘤的检出依靠血管成像，CT血管成像空间分辨率高，是诊断动脉瘤的重要方法；目前由于MRA也能够满足小动脉瘤显示，而且TOF-MRA不需要注射对比剂，临床上使用越来越多。颅内动脉瘤一般可分为4类，包括囊状动脉瘤、梭形动脉瘤、夹层动脉瘤和假性动脉瘤，发病部位上以颅底Willis环居多，其它部位如颈内动脉虹吸弯部及大脑中动脉主干分叉处也易好发。影像上，动脉瘤主要表现为动脉血管的扩张或者突起，一般呈圆形或者椭圆形，但是有的破裂之后也可能呈三角形或者鹿角形等不规则形。如果颅内动脉瘤巨大，则可能会压迫周围的神经、血管以及脑组织，出现相应临床症状。②MR平扫对于动脉瘤也具有诊断价值。一般小于5mm的颅内动脉瘤，在平扫MR上由于层厚较厚观察较困难。较大的动脉瘤，在T_2WI上可以看到囊状低信号影，增强扫描上可以表现为明显强化的瘤样结节或肿块，根据瘤腔内血栓成分的多少，可出现不同的强化方式；瘤腔内的血栓往往根据其时期的不同表现为不同的MR信号，亚急性期血栓表现为T_1WI高信号具有特征性。③CT平扫可以诊断较大的动脉瘤，动脉瘤在CT平扫上可分为三型：Ⅰ型，无血栓性动脉瘤，表现为圆形或类圆形稍高密度影，增强后瘤腔呈明显均匀强化，可伴有动脉壁增厚并强化，表现为在明显强化的瘤腔边缘伴环形轻度强化；Ⅱ型，部分血栓性动脉瘤，表现为中心性或偏心性稍高密度影位于圆形等密度或环形钙化区内，增强可见同心圆样强化表现；Ⅲ型，完全血栓性动脉瘤，表现为等密度的瘤体中心并周边伴有稍高密度，增强后瘤体中心强化不显著，而周边动脉瘤壁呈环形轻度强化。④7.0T MR诊断动脉瘤优势：7.0T能够提供动脉瘤更细致的解剖细节，如瘤内的血栓成分、血管壁周围组织结构关系，还可以为鉴别真正小动脉瘤与颅内动脉正常解剖变异提供有力的证据。

四、主要鉴别诊断

（一）肿瘤等其它占位病变

未破裂出血的动脉瘤，有时需要和肿瘤等其它占位病变鉴别，如CT上发现脑外高密度结节或肿块，如位于鞍区附近并明显强化时，除了需要考虑垂体瘤、脑膜瘤等肿瘤性病变的可能，还应考虑到动脉瘤的可能。MRI检查对于鉴别诊断具有重要价值：T_2WI上动脉瘤瘤腔内呈流空信号表现，动脉瘤中附壁血栓在T_1WI上表现为高信号，这些特点均具有一定特征性。

（二）正常的血管结构或变异

较小的动脉瘤需要与颅内的正常血管结构或变异进行鉴别，如血管襻、动脉圆锥等，血管襻可以通过多个角度观察进行鉴别，动脉圆锥为脑动脉起始部的发育变异，通常表现为对称样扩张，呈喇叭形、漏斗形、三角形等，其尖端发出血管，并与动脉走行一致，但无明显血管分支时与动脉瘤鉴别较困难，此时需要动态观察血管结构有助于诊断。

五、临床与病理特点

颅内动脉瘤是临床中较常见的血管性疾病，成年人群中发病率约为1%～5%，颅内动脉瘤的总体患病率为3.2%。颅内动脉瘤一旦破裂，其致残、致死率可高25%～50%。颅内动脉瘤通常没有症状，常见的典型症状包括：①伴有搏动感的圆形或梭形肿块；②可以伴有疼痛，多为胀痛或者跳痛，间歇性或者持续性疼痛。此外，疼痛可以累及骨质和神经，导致疼痛加重，并出现放射性疼痛，动脉瘤还可以形成附壁血栓，导致管腔狭窄，从而导致血供减少，引起局部组织缺血症状，也可以压迫邻近器官引起相应的症状。

第五节　静脉狭窄

一、病史摘要

女,54岁,右颞侧反复疼痛25年,加重6年。

二、影像所见

图 4-6 中的 A、B、C、D、E 和 F 为 7.0T 图像。图 4-6 中的 A 和 B 为 T_2WI、T_1WI 图像,可以看到右侧横窦区域存在蛛网膜颗粒,表现为 T_2WI 高信号,T_1WI 低信号,边界较清楚。图 4-6 中的 C 和 D 为 MRV 成像可见右侧横窦明显狭窄,局部血流接近中断,并可见弧形压迹。图 4-6 中的 E 和 F 为高分辨管壁成像,显示右侧横窦受到邻近蛛网膜颗粒压迫,管腔明显狭窄;左侧横窦虽然 MRV 上显示略纤细,高分辨管壁成像显示静脉壁厚薄均匀,管腔通畅。

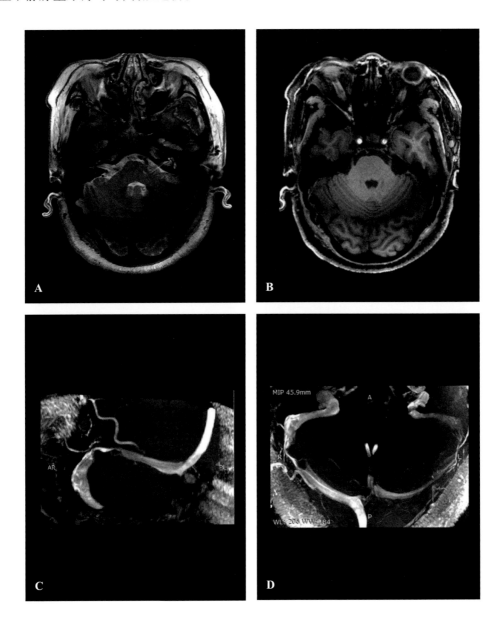

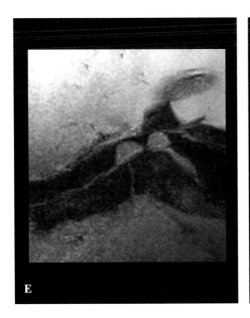
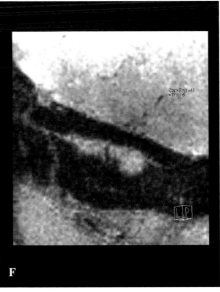

图 4-6 右侧横窦狭窄

三、诊断和分析

本病例诊断为右侧横窦狭窄,考虑为蛛网膜颗粒压迫所致的继发性狭窄。

影像学诊断要点:颅内静脉无创检查常规技术包括 CT 静脉成像(computed tomography venography)和磁共振静脉成像(magnetic resonance venography, MRV)。MRV 具有无辐射、无造影剂注射、多方位多角度成像等优势成为颅内静脉窦常规检查的方法之一。单纯使用 MRV 只能观察到管腔的情况,即使发现了狭窄,有时难以明确病因。脑血管造影依然是现有诊断颅内静脉窦狭窄技术的金标准。磁共振高分辨管壁成像技术能够清晰显示静脉壁的结构和与周围结构的关系,是诊断静脉性疾病很好的工具,包括敏感的检出静脉内的血栓、静脉周围蛛网膜颗粒或者骨折的改变,甚至能够显示静脉内分隔。

四、主要鉴别诊断

(一)颅内静脉发育不全

本病为先天性疾病,为胚胎血管发育异常的血管畸形,静脉狭窄是指狭窄处管径小于正常管径 40% 以上,而颅内静脉发育不全一般认为病变侧管径比对侧小 40% 以上。

(二)颅内静脉窦血栓

颅内静脉窦血栓 CT 平扫直接征象为静脉窦三角形或条样高密度影。MRI 检查可以对静脉窦血栓进行分期,不同时期具有不同的 MR 表现,详见第六节静脉窦血栓。颅内静脉窦血栓可产生一系列间接征象,包括静脉窦引流区脑水肿、缺血梗死灶、出血性梗死及梗阻性脑积水等。

(三)肿瘤浸润或硬膜外血肿压迫

静脉窦周围如果出现肿瘤或硬膜外血肿压迫均可致静脉窦狭窄或闭塞,静脉窦周围有明确的占位性病变或结构异常,相应静脉窦受压或受侵犯而致管腔狭窄或闭塞。

五、临床与病理特点

脑静脉狭窄属于脑血管病之一,是一种以脑静脉血流回流受阻为特征的脑血管病。脑静脉狭窄的临床表现及体征多与颅内高压症相关,可表现为头痛、视乳头水肿、视物模糊、耳鸣等症状。脑静脉狭窄病因可能与肥胖或感染有关,也可能与周围结构改变或者先天发育异常有关。脑静脉狭窄按病变所在部位分为颈静脉狭窄和颅内静脉窦狭窄,其中后者更常见。按发病机制可分为外压型狭窄和内生型狭窄两种,外压型狭窄主要由邻近周围组织外源性压迫如外伤、肿瘤等所致;内生型狭窄主要与蛛网膜颗粒有关,当蛛网膜颗粒过大,会在静脉窦内产生占位效应或模拟局灶性血栓形成,导致静脉窦狭窄,引起回流障碍。此外,其他原因如静脉窦壁内的蛛网膜颗粒炎性改变可造成其表面的蛛网膜增厚或粘连导致静脉窦局部狭窄。部分患者的静脉窦狭窄由正常解剖变异即先天发育不良或缺如引起。

第六节　静脉窦血栓

一、病史摘要

男,70岁,左手不自主抖动2天。

二、影像所见

图4-7中的A和B为3.0T图像,C、D、E和F为7.0T图像。MRV可清晰显示静脉窦情况,右侧颈内静脉、乙状窦、横窦及部分上矢状窦显影断续不清晰,右侧顶叶局部明显肿胀,在T_2WI和T_2 FLAIR序列呈片状不均匀稍高信号,边界较清楚,DWI皮质呈高信号(ADC图呈稍低信号),皮质下呈低信号(ADC图呈高信号),临近上矢状窦流空消失。高分辨管壁成像静脉窦血栓呈等信号。

三、诊断和分析

本病例诊断为静脉窦血栓形成合并静脉性脑梗死。

影像学诊断要点:① CT表现:CT平扫静脉窦血栓早期表现通常不明显,随时间延长静脉窦内可见高密度影(静脉窦血栓密度一般大于65 HU(平均密度约74±9 HU,正常静脉窦密度约53±7 HU),皮层静脉高密度("束带征"),当伴有静脉性梗死时可出现静脉梗死的间接征象特点,如皮质或皮质下点状出血、相应脑实质水肿,可伴有占位征象。当血栓导致直窦或脑内静脉闭塞时,可出现丘脑或基底节区低密度梗死灶;CT增强:可见强化硬脑膜包围非强化血栓,形成"空三角"征,周围可伴有迂曲扩张的静脉;CTV检查可见脑静脉窦内不规则或边界欠清的条状低密度的充盈缺损(急性期为高密度),梗阻附近可见异常扩张的引流静脉。② MRI表现:MR平扫静脉窦内流空消失伴异常信号,可以根据血栓信号改变判断血栓形成时间,如急性期血栓含有去氧血红蛋白,呈等T_1WI、低T_2WI信号,亚急性期血栓含高铁血红蛋白,T_1WI和T_2WI均呈高信号,慢性期血栓内含有高铁血红蛋白产生的顺磁性产物,常在T_1WI呈等信号,T_2WI呈等或高信号,长期血栓形成时由于内部纤维机化最终呈T_2WI信号;急性期或亚急性期血栓DWI序列可呈高信号;MR增强:急性期和亚急性期血栓无强化、周围硬膜强化,慢性期或长期血栓由于组织纤维再通出现强化;静脉窦血栓间接征象包括脑水肿、静脉性脑梗死、血肿等,静脉窦血栓导致的静脉性脑梗死是临床急症,要求早期识别及诊断,但由于静脉性脑梗死最初表现为血管源性水肿,DWI不出现扩散受限表现,后期表现为血管源性和细胞毒性水肿的混合,DWI可呈高信号,所以对静脉窦血栓直接征象,包括静脉窦流空的观察以及梗死部位脑表面有无皮层静脉血栓产生的异常信号要格外注意观察,以免漏诊。由于静脉引流部位相对固定,病变的部位对于静脉性脑梗死的诊断具有重要的诊断价值。SWI序列表现为静脉或静脉窦走行区低信号的三角形或条带状影,可伴有"开花征",SWI可敏感的观察到静脉窦或皮层静脉血栓,有时可见显示扩张的髓静脉,这与静脉窦血栓形成侧支血流缓慢有关,需要仔细观察;MRV:TOF-MRV显示闭塞的静脉窦内无血流信号,或静脉窦粗糙、充盈缺损,周围静脉可见迂曲扩张或增粗,增强MRV(CE-MRV)显示血栓、小静脉细节、侧支静脉优于TOF-MRV。

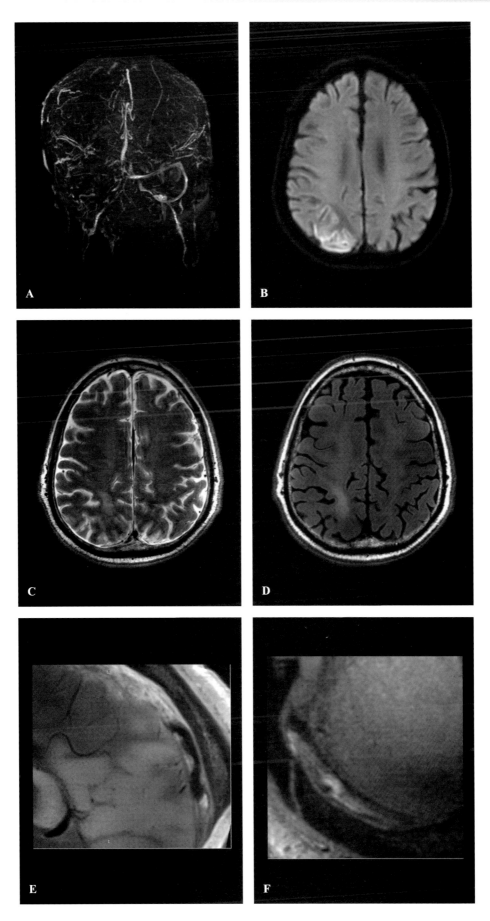

图 4-7　静脉窦血栓

四、主要鉴别诊断

（一）脑静脉窦先天性发育不良或缺如

一种正常的解剖变异，增强扫描无充盈缺损有助于与静脉窦血栓形成鉴别。

（二）婴儿红细胞增多症

影像学表现相似，主要靠临床表现和实验室检查进行鉴别。

（三）动脉性脑梗死

起病急症状重，常常有糖尿病，高脂血症等危险因素，病灶形态与动脉供血动脉分布范围一致。MRA 可显示供血动脉的狭窄或闭塞。急性期为细胞毒性水肿，DWI 呈高信号，ADC 图为低信号。

五、临床与病理特点

静脉窦血栓形成占卒中的 0.5%～1.0%，女性和新生儿多见，最常见的首发临床症状是头痛，其次为恶心呕吐、癫痫发作。病理变化为血栓形成导致脑血流量减少，脑钠钾泵功能障碍，导致血管源性水肿，持续性的静脉高压加速血流的凝结，脑灌注持续减少，并发展为细胞毒性水肿，最终可发展为脑梗死。随着脑静脉和毛细血管压力的进一步增加，血脑屏障被破坏，红细胞由破损处渗出，形成斑点状出血，最终可发展为颅内出血。

第七节　烟雾病

一、病史摘要

男，53 岁，头晕恶心 1 个月余。

二、影像所见

图 4-8 中的 A、C、E 和 G 为 7.0T 图像，图 4-8 中的 B、D、F 和 H 为 3.0T 图像。图 4-8 中的 A、B、C 和 D 为 MRA，图 4-8 中的 E 和 F 为 T_2WI，图 4-8 中的 G 和 H 为 SWI。图 4-8 中的 A 和 B 示双侧颈内动脉末端大脑中动脉起始部狭窄闭塞，大脑前动脉未见显示，后循环血管代偿性增多，7.0T 可见大脑中动脉走行区周围烟雾状血管。图 4-8 中的 E 和 F 示鞍上池可见多发细小迂曲线状流空信号。图 4-8 中的 G 和 H 示小静脉增多。7.0T 对于烟雾血管显示效果明显优于 3.0T。

三、诊断和分析

本病例诊断为烟雾病（Moyamoya disease）。

影像学诊断要点：常为双侧颈内动脉末端、大脑前动脉和大脑中动脉起始段的狭窄或闭塞，同时伴有颅底异常烟雾状血管网形成，可累及后循环，如大脑后动脉及其远端分支代偿增粗等，可伴随动脉瘤、出血和缺血发生。① CT 表现：CT 平扫儿童可表现为脑萎缩，成人可表现为颅内出血灶；CECT 增强可见基底节区多发点状强化灶和脑底部异常网状血管；CTA 可显示异常的动脉交通和网状侧支循环血管。② MR 表现：MR 平扫 T_1WI 序列可见基底节区多个点状流空信号，T_2WI 序列可见颈内动脉、大脑前动脉和大脑后动脉流空信号纤细或消失，双侧基底节和鞍上池可见多发细小迂曲线状流空信号，可伴有梗死的皮质和白质高信号；T_2-FLAIR 序列可见脑沟内线条状高信号（软脑膜"常春藤"征），一般认为此征象与软脑膜血流缓慢有关；MRA 常为双侧颈内动脉末端、大脑前动脉和大脑中动脉起始段的狭窄或闭塞，同时伴有颅底异常烟雾状血管网形成；增强 T_1WI 可见软脑膜点、线状异常强化信号。

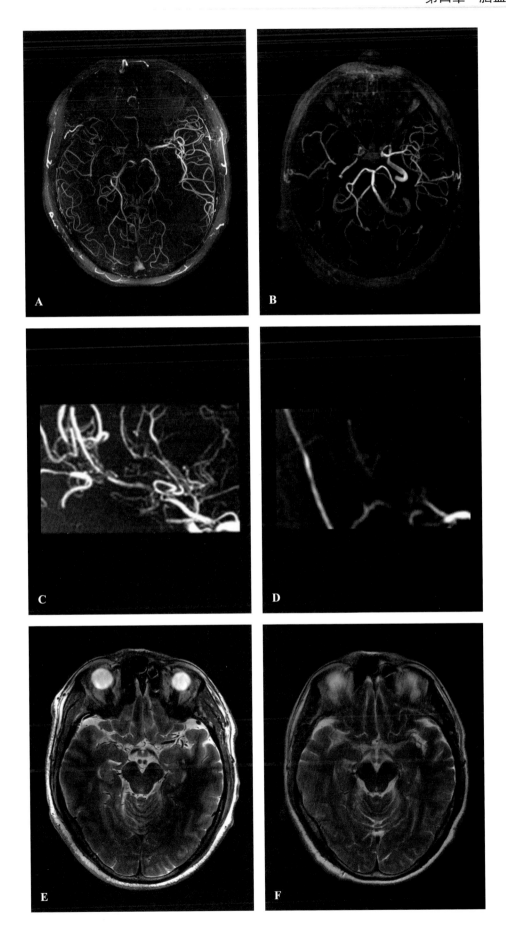

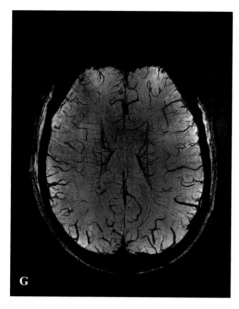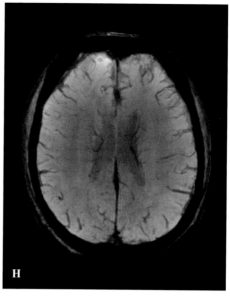

图 4-8　烟雾病病例

四、主要鉴别诊断

（一）烟雾综合征

又称类烟雾病,是一类合并其他疾病且具有典型烟雾状血管病变疾病的总称,合并疾病包括动脉粥样硬化、脑炎、脑肿瘤、自身免疫性疾病等。烟雾综合征与烟雾病在临床表现、病程和治疗方式上存在差异。合并动脉粥样硬化的烟雾综合征可通过高分辨管壁成像进行鉴别,烟雾病主要为向心性狭窄,管壁较薄,信号均匀,增强后轻度强化,而合并动脉粥样硬化的烟雾综合征常为偏心性狭窄,管壁较厚,信号不均匀,增强后有轻中度不均匀强化。

（二）动脉粥样硬化

常为中老年患者伴有高血压、高血脂史。MRA 检查多为单侧颈内或大脑中动脉中断或不规则狭窄,无异常血管网。

（三）血管畸形

可见动脉瘤或畸形血管团伴粗大的供血动脉引流静脉,一般不伴有动脉狭窄闭塞和新生侧支循环血管网。

（四）脑膜转移、蛛网膜下腔出血、脑膜炎

T_2-FLAIR 或增强 T_1WI 序列软脑膜"常春藤征"需要与脑膜转移、蛛网膜下腔出血、脑膜炎等进行鉴别:脑膜转移的线状强化一般较连续、广泛,软脑膜增厚明显,亦可出现小结节样强化;蛛网膜下腔出血在 T_2-FLAIR 序列脑沟内可见线条状高信号,而烟雾病脑沟内高信号不显著;脑膜炎,增强后 T_1WI 可见软脑膜呈线条样强化,病变也可累及硬脑膜引起相应增厚和强化。

五、临床与病理特点

烟雾病发病年龄主要为 10 岁上下和 40 岁上下两个高峰,女性患者多于男性,存在家族遗传性。常表现为短暂性脑缺血（TIA）发作导致的短暂且反复出现的局灶性神经系统症状,包括头痛、运动和感觉障碍、语言障碍、认知障碍和视力障碍等,常由一定诱因引起。部分患者以脑出血为主要症状,且反复发作风险高,可导致死亡。

烟雾病的基本病理特征：双侧颈内动脉末端、大脑前动脉和大脑中动脉起始段的狭窄或闭塞，血管内膜平滑肌细胞增生，内膜明显增厚但不伴炎性浸润，血管中膜相应萎缩变薄，平滑肌细胞变性坏死，血管外膜无明显病理学改变。颅底异常烟雾状血管网形成代偿供血，结构与豆纹动脉相似，但管腔大、管壁较薄弱，可形成微小动脉瘤。

第五章 颅内感染性疾病

第一节 病毒性脑膜炎

一、病史摘要

男,42岁,突发头痛伴发热5天。

二、影像所见

图 5-1 中的 A、C 和 E 为 7.0T 图像,图 5-1 中的 B、D 和 F 为 3.0T 图像。图 5-1 中的 A 和 B 为 T_2WI,图 5-1 中的 C 和 D 为 T_2FLAIR,图 5-1 中的 E 和 F 为 SWI。图 5-1 中的 A 和 B 示左侧海马区类圆形稍低 T_2 信号,周围见环形高信号水肿带。图 5-1 中的 C 和 D 示左侧海马区病变呈稍低信号,周围见高信号水肿带。图 5-1 中的 E 和 F 示左侧海马区呈低信号。7.0T 较 3.0T 对病变和水肿带的显示更为清晰,同时磁敏感加权成像 7.0T 可显示病变周围扩张的微小静脉血管,提示病变处于脑炎急性期。

三、诊断和分析

本病例诊断为病毒性脑炎(viral encephalitis)。

影像学诊断要点:常为颞叶内侧及额叶下部病变,通常双侧不对称,其他部位包括边缘叶、枕叶及脑凸面、基底核不受累,常伴灶性出血。局部脑回肿胀及脑沟变浅。晚期出现脑萎缩。CT 平扫早期可正常或仅见轻微异常。1～2 周后病变明显,并可扩展为双侧性,呈境界清楚的低密度病变。增强扫描病变可不强化,也可见呈斑片状或脑回状增强。多数病例有占位效应。晚期局部脑沟裂增宽、局部脑软化,也可出现钙化。MRI 在 48h 左右即可见到长 T_1 长 T_2 信号及局部脑回肿胀,灰白质界面模糊,DWI 可呈等信号。早期行 SWI 可以敏感的检出病灶内的出血。MRI 增强扫描对脑膜受累显示敏感,主要表现为位于脑表面的线样强化,提示软脑膜炎症。灌注成像在急性期和亚急性期可表现为高灌注,文献报道随着病程发展灌注会减低。

四、主要鉴别诊断

(一)脑梗死

常有高血压与动脉硬化病史,起病急,无发热,常为单侧性,病变分布与供血区一致。

(二)脑胶质瘤

临床上无前驱感染症状,发病年龄一般较大(>30岁),占位效应较明显,低级别胶质瘤可不出现强化,高级别肿瘤增强扫描可出现环状或不规则形强化,同时灌注可表现为高灌注。病毒性脑炎,以单纯疱疹脑炎为例,常常起病较急,临床进展快,而且在治疗后影像学往往会发生变化,而胶质瘤,尤其是影像学表现更为相似的低级别胶质瘤,短期内不会出现变化。

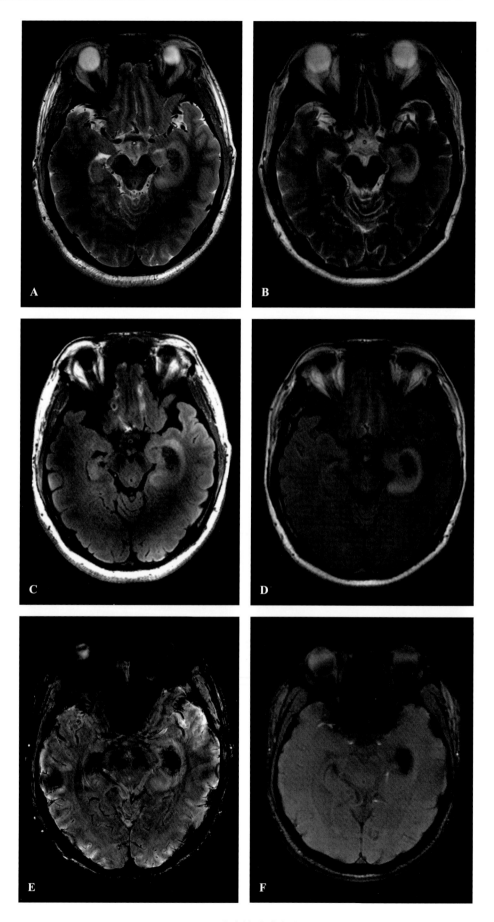

图 5-1　病毒性脑膜炎病例

五、临床与病理特点

颅内病毒感染常表现为多灶性或弥漫性炎症过程（如脑炎），常侵犯脑膜，可由急性或潜伏性中枢神经系统感染引起。

病毒性脑炎最基本的病理特征包括：神经元变性和炎症。大体病理表现可有广泛脑充血、出血和坏死后水肿（如 HSV-1 和 HSV-2 及一些虫媒病毒性脑炎），通常有某种程度的脑水肿和脑膜血管的充血。病毒性脑炎引起的病理变化在 MR 的 T_2WI 上表现为散在或融合的高信号区，T_1WI 呈等信号或低信号，伴有不同程度的占位效应，亚急性出血灶在 T_1WI 和 T_2WI 均表现为高信号，磁敏感加权成像对于微小灶性出血更加敏感，同时对于病变急性水肿区内扩张的静脉血管显示更加清楚。局部或全脑萎缩（多由慢性感染引起）在 T_1WI 上显示得更清楚。

病毒性脑炎按病因学分型种类繁多，不同病因在脑实质中累及范围有所不同大体分为：①疱疹病毒脑炎（单纯疱疹病毒 -1 型脑炎、单纯疱疹病毒 -2 型脑炎、水痘 - 带状疱疹病毒脑炎、巨细胞病毒脑炎、EB 病毒脑炎、人类带状疱疹病毒脑炎）；②虫体病毒（日本脑炎、西尼罗河病毒脑炎、圣路易斯病毒性脑炎）；③呼吸道病毒；④肠道病毒；⑤其他类型脑炎（HIV 脑炎以及进行性多灶脑白质病）。各种脑炎累及部位有明显差异，如单纯疱疹病毒 -1 型脑炎主要累及颞叶内侧面，额叶眶面，水痘 - 带状疱疹病毒脑炎主要累及灰白质交界区，巨细胞病毒脑炎主要累及室管膜及脑室周围脑白质，EB 病毒脑炎容易累及基底节区，人类带状疱疹病毒性脑炎相对范围局限，很少累及颞叶等。因此明确诊断需要结合临床病史、脑脊液实验室检查以及病毒学检查确诊。

第二节　克雅病

一、病史摘要

女，59 岁，进行性认知功能下降 6 个月余。

二、影像所见

图 5-2A、C、E 为 7.0T 图像，图 5-2B、D、F 为 3.0T 图像。图 5-2A、B 为 DWI，示双侧额、顶、颞、岛、枕叶皮层呈条状高信号改变，表现为典型的"飘带征"或"花边征"，7.0T 较 3.0T DWI 显示皮层病变累及范围更加清楚。图 5-2C、D 为 ADC 图，示大脑皮层病变区呈低信号（扩散受限）。图 5-2E、F 为 T_2WI，未见明显异常信号。

三、诊断和分析

本病例诊断为克雅病（Creutzfeldt-Jakob disease，CJD）。

影像学表现及特征如下：

1. CT　CJD 在 CT 平扫及增强扫描一般无明显异常表现，病变晚期可见受累皮层变薄，早期无明显特征。

2. MRI　MRI 多种序列及功能成像，可提供更为丰富的信息。常规序列平扫：T_1WI 序列对 CJD 诊断的敏感性不佳，晚期 T_1WI 序列显示为非特异性脑萎缩，有少部分皮层和基底节区 T_1WI 信号减低的报道。T_2WI 和 T_2 FLAIR 序列对于 CJD 诊断效能较高，以 T_2 FLAIR 更为敏感，一般表现为双侧或单侧皮层高信号，部分病变仅单侧分布，伴或不伴基底节区高信号，基底节区异常信号较皮层更常见。DWI 序列对于 CJD 的早期诊断较 T_2 FLAIR 更加敏感，敏感性及特异性接近 100%，DWI 可见皮层单侧或双侧受累，分布

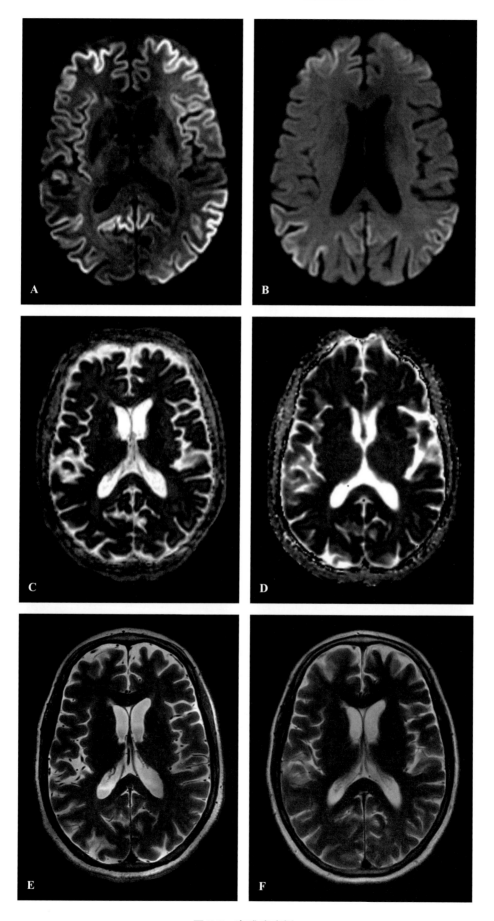

图 5-2 克雅病病例

区域较广，但不累及中央前回区域，机制目前还不清楚，可出现"中央前回回避现象"，高信号一般局限于皮层，呈飘带样或花边样改变，病变累及丘脑枕侧及背侧核时，呈"曲棍球征"。DWI 高信号的机制推测为海绵状变性的空泡对水的趋化作用，以及皮层中朊蛋白的沉积导致弥散受限。在 CJD 晚期，胶质增生加重时，DWI 高信号逐渐消失。MRA 序列 CJD 一般无变化，可与其他 DWI 高信号血管类疾病做鉴别。增强扫描及磁共振波谱分析一般无特异性改变。磁共振灌注加权成像序列可见病变区域血流量及血容量减低。有研究表明 PET-CT 病变区代谢减低，且代谢减低显示的病程早于磁共振 DWI 序列。

四、主要鉴别诊断

影像学上本病由于累及皮层和位置左右对称，因此需要与众多遗传代谢性脑病鉴别，如大脑后部可逆性脑病综合征（posterior reversible encephalopathy syndrome，PRES）、韦尼克脑病（Wernicke's encephalopathy，WE）、成人重度缺氧缺血性脑病、线粒体脑肌病等。同时由于发病部位及病程时像不同，鉴别诊断也应当注意累及皮层病变与累及基底节区两方面。

1. 大脑后部可逆性脑病综合征　短时间内血压迅速升高、子痫、肾功能衰竭、免疫抑制剂及细胞毒性药物应用等多种病因均可导致后可逆性脑病。其本质上是由于后循环缺乏压力感受器在血压剧烈波动下出现的可逆性的血管源性水肿，因此 DWI 高信号而 ADC 图无明显低信号弥散受限区域，部分患者在 ADC 图上可见低信号，此类患者一般提示预后不良。典型分布特征为对称性顶、枕叶白质高信号，与 CJD 累及皮层不同。

2. 韦尼克脑病　常见"眼肌麻痹、共济失调、认知障碍"三联征临床表现，患者多见于临床酒精成瘾及中毒者，是硫胺素（维生素 B_1）缺乏所致急症，磁共振常表现为丘脑内侧面及中脑导水管旁脑实质 T_2WI 及 T_2FLAIR 高信号，部分病灶 DWI 呈高信号，增强扫描部分病变可强化。皮层下白质受累更常见，与 CJD 部位不同。

3. 低血糖脑病　病变主要累及皮质及深部核团等能量消耗较高区域，严重程度及病变累及范围与低血糖严重程度及持续时间呈正相关。影像表现：①累及灰质为著，表现为皮质、纹状体及海马等受累；②累及白质为著，表现为侧脑室周围白质、内囊及胼胝体压部等白质纤维束异常信号；③同时累及灰白质，皮质及深部灰质核团同时受累，此种情况不易与 CJD 累及皮层及基底节型鉴别，快速血糖测定结果有助于排除性诊断。

4. 线粒体脑肌病　是线粒体功能障碍导致的以脑和肌肉受累为主的多系统病变，神经系统病变多数表现为深部灰质核团及皮层的异常信号。其中最多见为线粒体脑病伴乳酸酸中毒及卒中样发作综合征（mitochondrial encephalopathy with lactic acidosis and stroke like episode，MELAS）型线粒体脑肌病需要与 CJD 进行鉴别，MELAS 颅内表现为皮层病变不按供血动脉区域分布，T_2WI 及 T_2FLAIR 皮质呈高信号，称为"明亮的皮质增厚征"与 CJD 皮层萎缩不同，急性期 DWI 呈高信号。病变往往成新旧交替的多时相性改变，颅内可见陈旧性萎缩及软化灶与皮层肿胀病变并存。磁共振脑实质及脑脊液中磁共振波谱显示乳酸峰升高，支持这一诊断，灌注成像一般表现为皮层高灌注可与 CJD 皮层灌注减低鉴别。

五、临床与病理特点

CJD 是由朊蛋白感染所致，此种蛋白质具有感染性，大部分为散发性，少数为家族遗传性，极少数为医源性，老年期起病多见，潜伏期长。

CJD 临床主要表现为皮层功能损害、小脑功能障碍、脊髓前角损害和锥体束损害等症状及体征，临床表现为：早期出现乏力、易疲惫、注意力及记忆力下降，随后出现性格改变、记忆力障碍、失语、痴呆、无法认人、部分患者逐渐出现大脑皮层和锥体外系及小脑损害症状。晚期患者呈去皮层强直，尿失禁等症状。大部分患者 1 年内死亡。

脑脊液 l4-3-3 蛋白免疫测定对 CJD 患者有极高的敏感性和特异性,当前已成为诊断 CJD 的一个新的生化诊断指标。

CJD 患者的特异性脑电图为大量不对称的慢波为背景,出现周期性放电发作波。

CJD 的主要病理特征为神经元空泡变性,星形胶质细胞和神经胶质细胞增生、海绵状变性。

第三节　脑脓肿

一、病史摘要

男,46 岁,左侧头痛 1 个月余,发现颅内占位 22 天。

二、影像所见

图 5-3A、B 为 7.0T MRI 横断位 T_1-MP2RAGE、T_2WI,示左侧颞叶大小不等类圆形异常信号,病变中央呈稍长 T_1 稍长 T_2 信号,边缘呈等 T_1 稍短 T_2 信号。病变周围见片状稍长 T_1 稍长 T_2 信号,邻近脑组织肿胀,侧脑室受压变窄,中线略右移。图 5-3 中的 C、D、E 为 3.0T MRI 横断位 T_1WI、T_2WI、T_2 FLAIR。图 5-3F 为 3.0T MRI 增强扫描横轴位,病变呈明显环状强化。7.0T T_2WI 对于脓肿壁细节显示更加清晰。

三、诊断和分析

本病例诊断为脑脓肿(abscess)。

影像学诊断要点:①脓肿壁形成,是脓肿成熟的标志。脓肿壁呈等或稍短 T_1 稍短 T_2 信号,增强后脓肿壁呈薄厚均匀的环形强化,皮质侧较厚,脑室侧较薄,脓肿壁的 T_2WI 低信号可能是巨噬细胞吞噬顺磁性自由基所致;②脓液,呈长 T_1 长 T_2 信号,DWI 上为高信号;③周围水肿带呈稍长 T_1 稍长 T_2 信号。

四、主要鉴别诊断

本病需与高级别胶质瘤、转移瘤、脑囊虫病、脑内血肿等鉴别。

(一)高级别胶质瘤

1.临床无明显发热等感染症状。

2.病灶强化环厚薄不均匀,形态不规则,可有明显实性成分。

(二)转移瘤

1.有原发病史。

2.病灶常分布于灰白质交界区。

3.增强扫描多为结节状、环状强化。

(三)脑囊虫病主要与脑实质型相鉴别

1.常为多发结节,少数单发,部分可显示头节。

2.胶样囊泡期见灶周水肿,增强后可显示环形强化。结节钙化期 CT 可显示钙化,周围无水肿,增强后无强化。

(四)脑内血肿吸收期,血肿可呈环状强化,需与脑脓肿区别

1.有出血史。

2.病灶信号符合血肿演变规律。

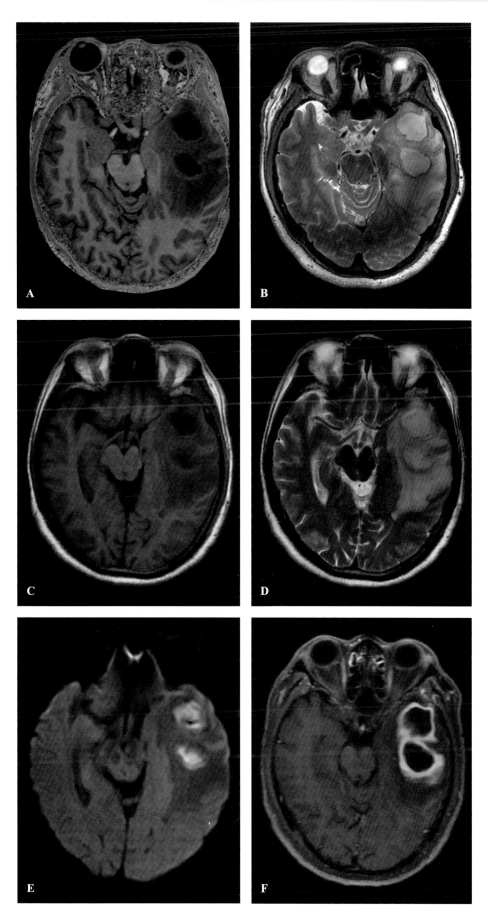

图 5-3　脑脓肿病例

五、临床与病理特点

早期脓肿壁形成期多在感染后 10～13 天,CT 显示为低密度、环状增强、边缘光整、界线清晰病变。晚期脓肿壁形成期常在 2 周后,由巨噬细胞和肉芽组织构成的脓肿内层,胶原纤维构成的中层,胶质增生构成的外层。脓肿壁增厚,可见到 T_2WI 低信号环,增强后环状强化,水肿逐渐减轻。最常见的发生部位为额叶、顶叶灰白质交界区。15% 的脑脓肿发生于颅后窝。多发性脑脓肿少见,一般发生于免疫功能减低的患者。

第四节　脑囊虫病

一、病史摘要

女,32 岁,发作性左上肢活动不灵 6 天。

二、影像所见

图 5-4A、C、E 为 7.0T 图像,图 5-4B、D、F 为 3.0T 图像。图 5-4A、B 为 T_2WI,示右侧顶叶内可见一类圆形高信号,其内见结节状低信号,边界清晰。图 5-4C、D 为 DWI,示类圆形稍高信号影,其内结节呈低信号。图 5-4E、F 为 ADC,病灶内结节局部 ADC 值低,病灶周围部分 ADC 值高,7.0T T_2WI 对于头节显示更加清晰。

三、诊断和分析

本病例诊断为脑囊虫病(neurocysticercosis)。

影像学诊断要点如下:

1. 临床表现有头痛、癫痫发作、颅内高压、精神异常、脑膜刺激征等。

2. 有绦虫病史和皮下可触及结节。

3. 囊虫补体结合试验阳性或囊虫间接血凝试验阳性。

4. CT 表现

(1)脑实质型:根据影像表现及病变不同时期有分为:脑炎型、多囊型、单囊型、多发结节型及钙化型。

1)脑炎型:表现为幕上大脑半球广泛低密度影,多位于脑白质,部分病变可散在位于皮层。表现为脑沟变窄,脑室缩小等,脑实质肿胀征象,增强扫描无强化。

2)多囊型:表现为平扫幕上半球可见多发散在圆形或类圆形低密度影,灰白质交界区多见,其内囊虫头节可见呈小结节状稍高密度影,增强扫描无强化,周围脑实质内可见轻度水肿。

3)单囊型:表现为脑内单发圆形、类圆型的脑脊液密度影,边界清楚,无实性结节,多为单一囊尾蚴或多个囊尾蚴融合生长而成的大囊,病变无强化,周边因纤维组织增生而呈轻度环状强化。

4)多发结节型:平扫为颅内多发结节状低密度影,形态规则或不规则,增强低密度影出现结节或环状强化。

5)多发钙化型:表现为脑实质内多发点状及结节状钙化,钙化周围脑实质无异常信号,增强扫描头节无强化。

(2)脑室型:CT 对较薄囊壁显示不清,囊内密度与脑脊液密度相似,所以 CT 难以显示病变,仅可见梗阻性脑积水,以及室管膜局部受压及黏连所造成的脑室局限性扩张,脉络丛及透明间隔腔的移位等间

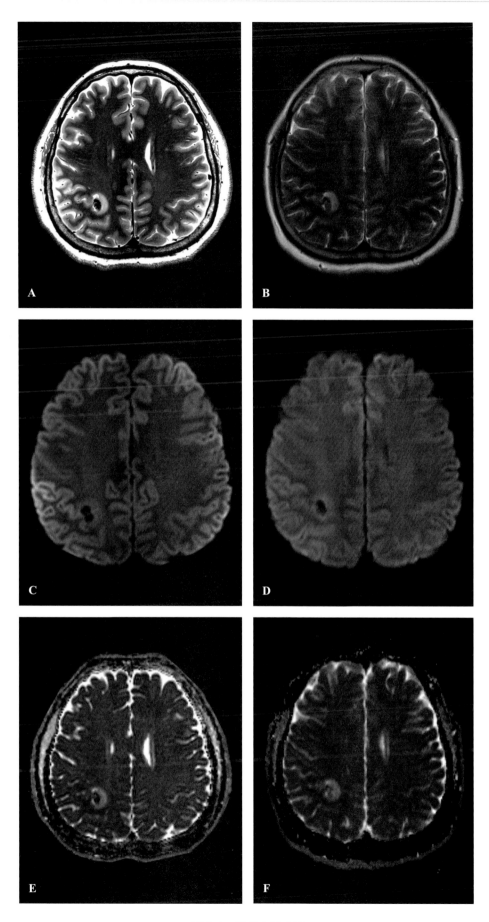

图 5-4　脑囊虫病病例

接征象,病变好发于第四脑室。少数囊泡呈稍高密度,增强扫描囊壁可见环形强化,部分可见钙化。

（3）脑膜型:平扫可见外侧裂、鞍上池囊性扩大,多见于颅底诸脑池;蛛网膜下腔增宽、变形;双侧侧脑室对称性扩大等脑积水征象,增强扫描囊壁环状强化或结节状强化,也可见到邻近软脑膜强化。

（4）混合型:上述两种或两种以上类型表现同时存在。

5. MRI表现

（1）脑实质型脑囊虫病多为圆形囊性病变,其内囊虫头节呈壁结节样偏心分布。头节存活时囊性病变周围脑组织水肿轻。囊虫死亡时,囊壁破裂,囊内化学性物质释放,周围脑组织水肿明显增大,代表头节的囊壁结节显示不清,增强扫描由于囊壁的周围脑组织化学性炎性反应,从而导致病变呈厚壁环状强化。

（2）脑室型脑囊表现为位于脑室及脑表面脑沟内脑脊液信号影,因磁共振软组织分辨率较高,囊壁显示较CT清楚,一般其内头节无显示,能够比较清楚地显示脑积水梗阻部位及室管膜粘连情况。邻近的脑实质受压。DWI囊液呈低或稍低信号。

（3）脑膜型脑囊虫显示脑沟裂内多发小囊,多为脑沟内囊虫与软脑膜粘连所致,对于邻近软脑膜强化的显示,MRI明显优于CT。

四、主要鉴别诊断

本病主要与多发性硬化、脑脓肿、脑结核、脑转移瘤、表皮样囊肿鉴别。

1. 多发性硬化 需要与脑炎型脑囊虫鉴别,脑白质多发、局灶性或弥漫性病灶,多分布于侧脑室外上侧及前后角,边界不清,呈垂直于脑室分布的特征,活动期病灶有环状强化,多发性硬化缓解期与复发常交替进行,病灶可见新旧共存表现。

2. 脑脓肿 病变可见环形强化,DWI可见囊液呈高信号,ADC图因明显弥散受限而呈低信号影,脓肿壁一般无钙化,有脑外伤或化脓感染史。

3. 脑结核 多为肉芽肿性病变,呈较均匀环状强化,其典型表现可出现软脑膜强化,主要累及基底池,点状钙化位于结节中心部,而脑囊虫头节多呈偏心附壁结节改变。

4. 脑转移瘤 病变发生于灰白质交界处,肿瘤呈厚壁强化,瘤周见明显"指压状"水肿,常有原发肿瘤病史。

5. 表皮样囊肿 常见于桥脑小脑角区,T_2 FLAIR可见特异性"脏脑脊液征"。DWI呈高信号,病变质地软,沿蛛网膜下腔走行,有匍匐样生长的特点,增强扫描一般无强化。

五、临床与病理特点

脑囊虫病又称囊尾蚴病,为猪绦虫幼虫寄生脑部所致,为最常见的脑寄生虫病,主要症状有头痛、癫痫发作、颅内高压、脑积水等。查体可触及皮下结节,囊虫补体结合试验和囊虫间接血凝实验可为阳性。

囊尾蚴进入脑内形成囊泡,囊泡内含囊液和头节。虫体死亡后,病变周围炎症细胞包绕,外层为胶原纤维结构丰富的肉芽肿。后期由胶原纤维结缔组织形成瘢痕,死亡虫体头节钙化。按病变部位可分为以下三类。①脑实质内脑囊虫:囊泡多位于皮层和基底核,可累及脑表面,一般为多发,但有时可形成单发大囊性病变;②脑室内囊虫:囊泡游离或附着室管膜,囊壁菲薄,可伴梗阻性脑积水;③蛛网膜下腔内囊虫:囊泡位于蛛网膜下腔,呈串珠状改变,可造成蛛网膜粘连从而阻碍脑脊液循环通路。常见于颅底脑池。

第六章　脱髓鞘疾病

第一节　多发性硬化

一、病史摘要

病例一：女，42 岁，发作性头痛、右侧面部麻木 4 年余。

病例二：女，40 岁，言语不利，行走不稳 3 年余，加重 10 个月。

病例三：女，16 岁，右上肢麻木、无力 1 年余，再发双上肢麻木、无力 17 天。

病例四：女，53 岁，头痛、肢体麻痛 15 年余，双眼视力下降 4 年余，走路不稳 3 年余。

二、影像所见

病例一：图 6-1 中的 A、C、E 和 G 为 7.0T 图像，图 6-1 中的 B、D、F 和 H 为 3.0T 图像。图 6-1 中的 A 和 B 为 T_2WI 图像，双侧侧脑室旁白质内可见多发斑片状长 T_2 信号，病灶边缘清晰。图 6-1 中的 C、D、E 和 F 为横轴位、矢状位 T_2 FLAIR 图像，病灶呈高信号。图 6-1 中的 G 和 H 为 SWI 图像，病灶内见髓静脉穿过。7.0T MRI SWI 图像对于脱髓鞘斑块内的髓静脉穿过显示较 3.0T 更加清楚、明确。

病例二：图 6-2 中的 A、C、E 和 G 为 7.0T 图像，图 6-2 中的 B、D、F 和 H 为 3.0T 图像。图 6-2 中的 A 和 B 为 T_1WI 图像，图 6-2 中的 C 和 D 为 T_2WI 图像，可见双侧侧脑室旁白质内可见多发斑片状异常信号，T_1WI 呈低信号，T_2WI 呈高信号，图 6-2 中的 E 和 F 为 SWI 图像，7.0T 图像中可见典型的"中央静脉征"，而 3.0T 图像显示不清。图 6-2 中的 G 为矢状位 T_2 FLAIR 图像，可见胼胝体上方见多发垂直于胼胝体的

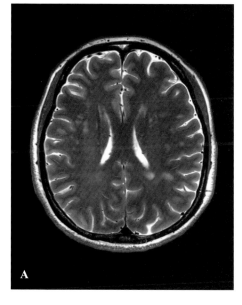

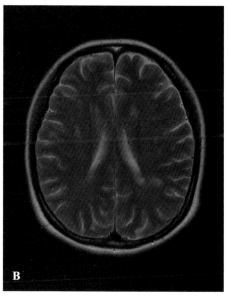

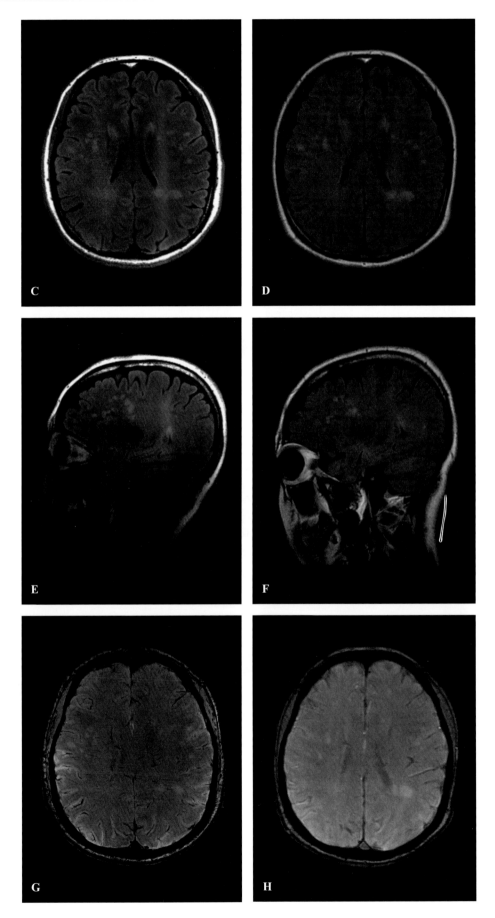

图6-1　多发性硬化病例一

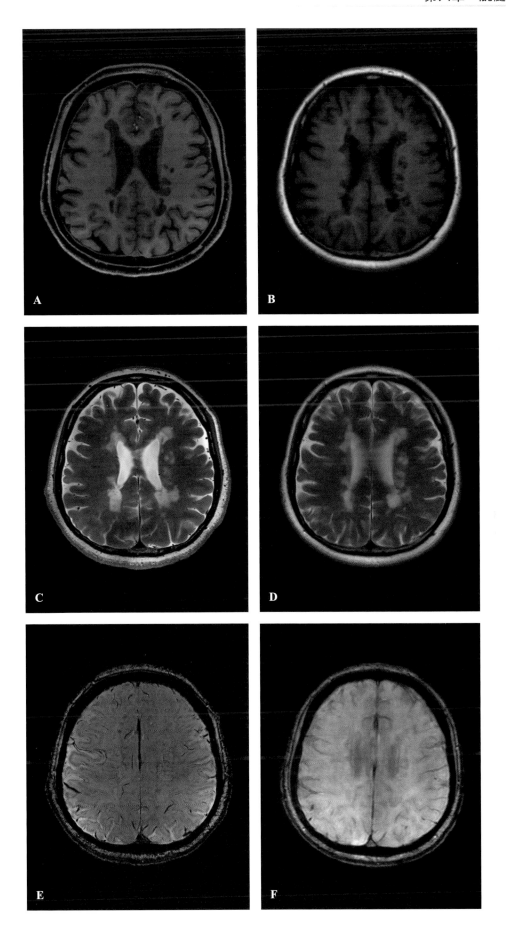

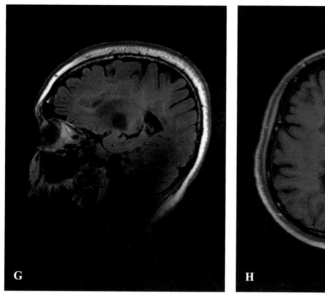
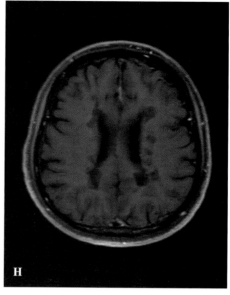

图6-1　多发性硬化病例二

边缘高中心低的异常信号,病灶融合呈"火焰"状改变。图6-2中的H为增强T_1WI图像,增强后病灶未见明显强化改变。

　　病例三:图6-3中的A、C、E和G为7.0T图像,图6-3中的B、D、F和H为3.0T图像。图6-3中的A和B为T_1WI图像,图6-3中的C和D为T_2WI图像,图6-3中的E和F为T_2 FLAIR图像,可见右侧侧脑室后角旁白质内斑片状异常信号,T_1WI呈低信号,T_2WI呈高信号,高信号周围见稍高信号水肿带,病灶呈"煎蛋"样改变,T_2 FLAIR呈高信号。图6-3中的G和H为SWI图像,示病变内见髓静脉影。

　　病例四:图6-4中的A、C、E和G为7.0T图像,图6-4中的B、D、F和H为3.0T图像。图6-4中的A和B为T_1WI图像,图6-4中的C和D为T_2WI图像,可见双侧侧脑室前、后角旁白质内斑片状异常信号,T_1WI呈低信号,T_2WI呈高信号,右侧侧脑室后角旁病灶中心T_1WI呈更低信号,呈"黑洞"样改变,双侧侧脑室扩大,部分脑沟增宽。图6-4中的E和F为矢状位T_2 FLAIR图像。图6-4中的G和H为SWI图像,示病变内线样低信号静脉影穿过病灶。

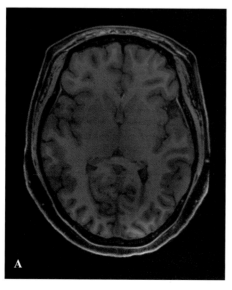
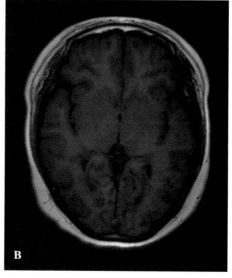

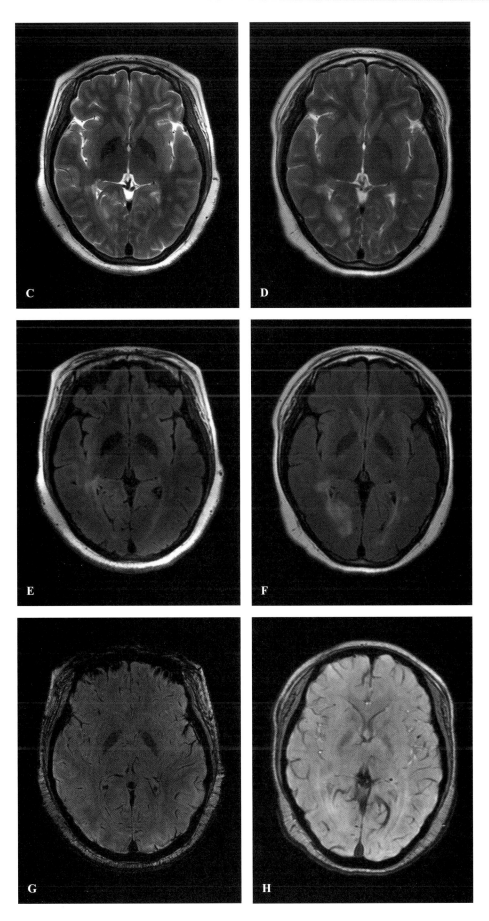

图 6-3 多发性硬化病例三

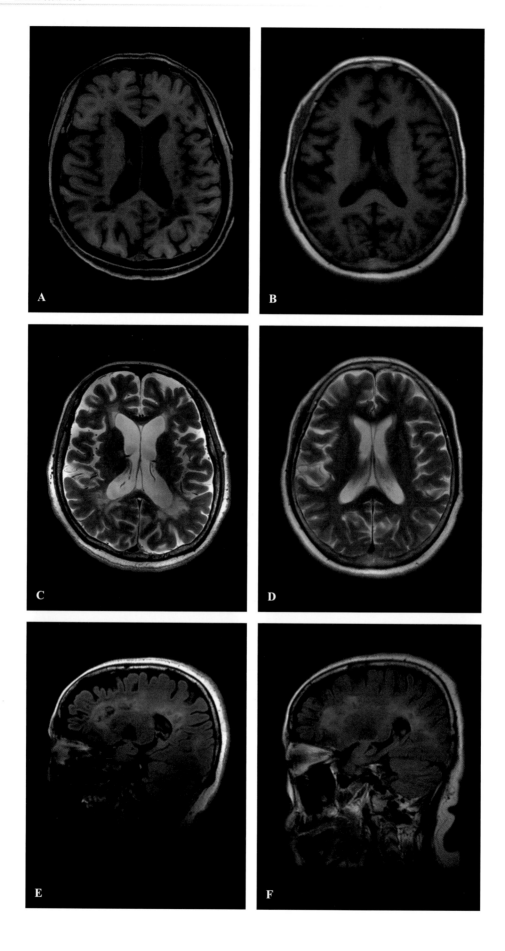

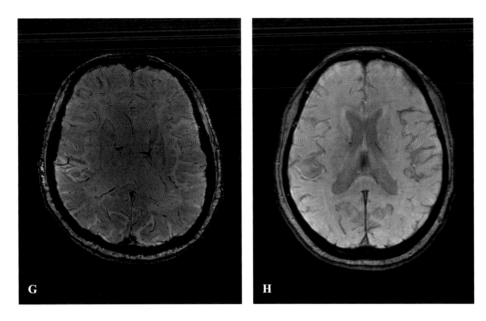

图6-4　多发性硬化病例四

三、诊断和分析

病例一～病例四临床诊断为多发性硬化（multiple sclerosis，MS）。

MS颅内病灶MRI特点为：脑部MS病灶可以单发或多发，单发病灶幕下多见，好发于延髓。MS最常见部位为侧脑室旁白质区、半卵圆中心，为局灶性、散在性大小不等的类圆形的多发病灶，可同时累及灰白质交界区、脑室旁白质、幕下及脊髓。典型MS斑块具有一定的特征性表现，在横断位上呈圆形，在冠状位上呈条状，均垂直于侧脑室，这种现象称为"垂直脱髓鞘征"，多发者呈火焰状，称为"火焰征"，位于侧脑室旁的小静脉走行方向垂直于侧脑室壁，而脱髓鞘病变多发生在这些小静脉周围。MS病灶大小以数毫米至2cm最多见，较大病灶可以呈现"假肿瘤征"，脑白质弥漫分布病灶呈"白质变脏征"，同时可显示不同程度的脑萎缩、脑室对称性或不对称性扩大。其他较常见脑内部位为胼胝体、皮层下白质、脑干以及小脑等。胼胝体是MS早期好发的部位之一，MS胼胝体病灶的影像表现颇具特征性，薄层矢状位T_2 FLAIR序列上可见胼胝体下室管膜走行区的"点线征"，均可作为MS较敏感的早期征象。病程较长的患者，反复发作后导致胼胝体萎缩而变薄变小。

MS病灶在磁共振上可区分为急性期及静止期：①急性期及亚急性期的脱髓鞘斑块多呈卵圆形或圆形，有一定占位效应，T_1WI呈等或稍低信号，T_2WI、T_2 FLAIR呈高信号，T_2 FLAIR还能显示T_1WI、T_2WI未显示的病灶，斑块信号多不均匀，斑块周围可见因血浆蛋白渗出造成的稍高信号水肿带，即病灶由"核心"和"水肿"组成的"煎蛋征"，DWI可呈环状高信号；②静止的慢性期斑块，多为线状，长轴多垂直于侧脑室，沿脑室血管鞘分布，呈T_1WI低信号、T_2WI高信号，信号基本均匀，无占位效应，无灶周水肿。黑洞是指在T_1WI上的低信号病灶至少存在6个月，T_2WI呈明显高信号，提示与髓鞘和轴突丢失相关的组织结构破坏较重；③慢性期活动性斑块，影像特点是上述新旧病变组合出现。

四、主要鉴别诊断

1. 视神经脊髓炎谱系疾病（neuromyelitis optica spectrum disorders，NMOSD）　是中国、日本等东亚人群中比较常见的炎性脱髓鞘疾病（demyelination diseases），而欧美西方人群中相对少见。平均发病年龄40岁，短期发生急性脊髓炎，数小时或数天双侧同时或相继发生视神经炎，可有球后疼痛或视盘炎，血管周围大量巨噬细胞、B细胞、嗜酸性细胞、补体与IgG沉积的"玫瑰花环"。超过70%的NMOSD患者在首次发病检查时，可以观察到脑、视神经和脊髓的同时受累的情况。MRI检查脑实质内可无异常，围绕脑室系统周围白质分布异常信号，可能与水通道蛋白4（AQP4）分布区有关，视神经病变磁共振平扫显示欠佳，增强扫描可见超过1/2视神经长度或累及视交叉的强化，脊髓内病变累及范围一般超过3个椎体节段，急性期病变肿胀，慢性期可显示为脊髓萎缩。一般认为，除视神经和脊髓外。在同时累及脑实质或脊髓及视神经病变表现不典型时，应当与MS鉴别，血清或脑脊液APQ4抗体确诊。

2. 急性播散性脑脊髓膜炎（acute disseminated encephalomyelitis，ADEM）　发病急、病程短，临床症状重，多数在发病前数天至数周有前驱病毒感染或疫苗接种史，而且大多数发生于儿童，常伴锥体束征、偏瘫，共济失调，颅神经疼痛或麻痹，单侧感觉障碍、脑膜刺激征、癫痫抽搐、意识障碍等。脑脊液寡克隆区带表现为阴性，可与MS鉴别。起病常较MS急，病情进展十分迅猛，多为单相病程，大约有25%曾被诊断为ADEM的患者后来发展成为MS。ADEM较为特征的是丘脑与白质受累同时存在，皮层下白质受累多见，病灶呈双侧不对称分布，而MS较少累及丘脑，丘脑是否受累可作为两者鉴别的主要依据。增强后轻度强化，一般无坏死和萎缩。ADEM各病灶之间MRS表现差别不大，而MS可见不同病程阶段的病灶，各病灶之间的MRS谱线差别较大，间隔3个月扫描发现新的病灶对MS的诊断有特异性。

3. 脑肿瘤　包括弥漫性胶质瘤、淋巴瘤、转移瘤等。弥漫性胶质瘤脑内任何位置均可以发生，患者临床呈进行性发展，无缓解，MRI检查表现为不强化或者厚壁样不规则强化，边界不清，浸润性生长，也可以用MRS和PWI鉴别，MRS表现为NAA明显降低，Cho升高，Cho/NAA比值可达2以上；PWI表现为高灌注。淋巴瘤一般位于中线区域，多发病灶，DWI呈稍高信号，增强后明显均匀强化，灌注表现为低灌注。转移瘤多发，多位于灰、白质交界区，水肿明显，DWI常呈低信号，增强呈结节或者环形强化，需与MS鉴别。一般而言，MRS检查，转移瘤的Cho/NAA比值可达2以上，而MS一般仅轻度升高，很少达到上述程度；转移瘤多表现为高灌注，MS病灶呈低灌注；DTI显示转移瘤白质纤维束中断破坏，与MS明显不同。

4. 多发性脑梗死　高龄MS病例需与多发性脑梗死鉴别，多发性脑梗死多位于基底节区，很少见于胼胝体，病灶的形态与MS不同，多发性梗死病灶多呈棋盘形分布，长轴平行于侧脑室，急性期无强化；而MS病灶在胼胝体较常见，深部白质区病灶多与侧脑室垂直，急性期可呈环形强化或结节样强化。多发性脑梗死也可表现为反复发作，两次发作之间症状可明显缓解，需综合考虑病史、辅助检查等进行鉴别。有些高龄MS病例，有时可与多发性腔隙性脑梗死并存，诊断需结合病史。多发脑梗死在年轻人少见，且不同于老年人颅内动脉粥样硬化性狭窄，梗死病因多与感染、外伤或心源性等因素有关，此类梗死起病较急。

5. 感染性疾病　包括梅毒、热带痉挛性截瘫、艾滋病、惠普尔病、进行性多灶性白质脑病等。相当数量的MS病程中曾以脑囊虫诊断或治疗，尤其是脑实质型脑囊虫中的急性脑炎型，由于囊壁破裂后造成周围脑组织化学性脑炎的改变，可出现与多发性硬化类似的环状强化及脑组织水肿，但脑囊虫的强化的囊壁薄且均匀，脑炎期部分囊虫死亡后可见模糊或钙化的头节，与多发性硬化有鉴别意义，结合寄生虫抗体实验阳性可确诊。另外，脑囊虫治疗后多有软化、局部萎缩等改变，与MS患者长期病程后导致的全脑萎缩不同。

6. 血管炎　中枢神经系统血管炎是一种多病因引起的血管壁炎性疾病，病理上为血管壁的炎症性病变，导致病变血管供血区脑组织的缺血或梗死，常见病因是结缔组织疾病（系统性红斑狼疮、干燥综合征、白塞综合征、原发性中枢神经血管炎等）。5%～10%的MS患者可检出抗核抗体和抗双链DNA抗体阳性，MS可合并系统性红斑狼疮，MRI显示狼疮脑病可与MS斑块类似，也可累及视神经和脊髓，需注意鉴别。血管炎MRI常表现两种类型，一是双侧病灶，侵犯脑灰白质，出血与梗死病灶可同时存在，与MS明显不同；二是单侧病灶，主要位于额顶叶深部白质内，但病灶呈片状，增强后无强化，与MS急性病灶强化不同。慢性MS病灶无强化时，与血管炎病灶易于混淆，此时可以做CTA或MRA以及DSA检查，若供血血管狭窄或闭塞则可明确血管炎诊断。

五、临床与病理特点

多发性硬化是一种主要以白质慢性炎性脱髓鞘改变为特点的中枢神经系统自身免疫性疾病,呈亚急性或慢性病程。全球约有 250 万人罹患 MS,我国有 5 万～10 万 MS 患者。本病多于中青年发病,女性多于男性,发病年龄集中在 20～40 岁。MS 病因不明,可能与遗传、环境、病毒感染等诸多因素有关,通过自身免疫导致脑白质脱髓鞘等病理改变。

MS 的临床特征是病变在时间上和空间上的多发性,常表现为症状发作与缓解交替出现的特点。根据临床病程可分为复发缓解型(relapsing-remitting, RR)、原发进展型(primary progression, PP)、继发进展型(secondary progression, SP)、进展复发型(progression relapsing, PR),其中 RR 型最常见,约占 85%。

MS 有两大特征性病理特点。①炎症伴脱髓鞘:免疫细胞浸润中枢神经系统,启动针对髓鞘的免疫反应。炎症导致免疫细胞聚集的病灶区域称为斑块或病变,脱髓鞘会破坏神经冲动的正常传导,导致各种神经系统症状的发生。②星形胶质细胞增生和神经退行性改变:星形胶质细胞在中枢神经系统受损后发生增殖和活化,促进瘢痕的形成,从而进一步破坏正常的神经功能。

第二节　同心圆硬化

一、病史摘要

男,56 岁,言语重复 3 个月余,言语迟缓、记忆力减退 1 个月余,走路左偏 1 个月。

二、影像所见

图 6-5 中的 A、C、E 和 G 为 7.0T 图像,图 6-5 中的 B、D、F 和 H 为 3.0T 图像。图 6-5 中的 A 和 B 为 T_2WI 图像,C、D 为横轴位及冠状位 T_2 FLAIR 图像,示右侧额叶白质内病变,其内高低信号层状交替排列,呈同心圆改变,7.0T 磁共振对于病变分层结构及外围急性期增强部分显示更加清楚。图 6-5 中的 E、F、G 和 H 为横轴位、矢状位增强图像,可见额叶病变呈同心圆样强化。

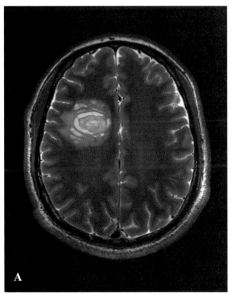
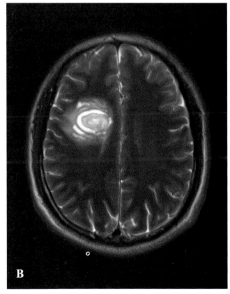

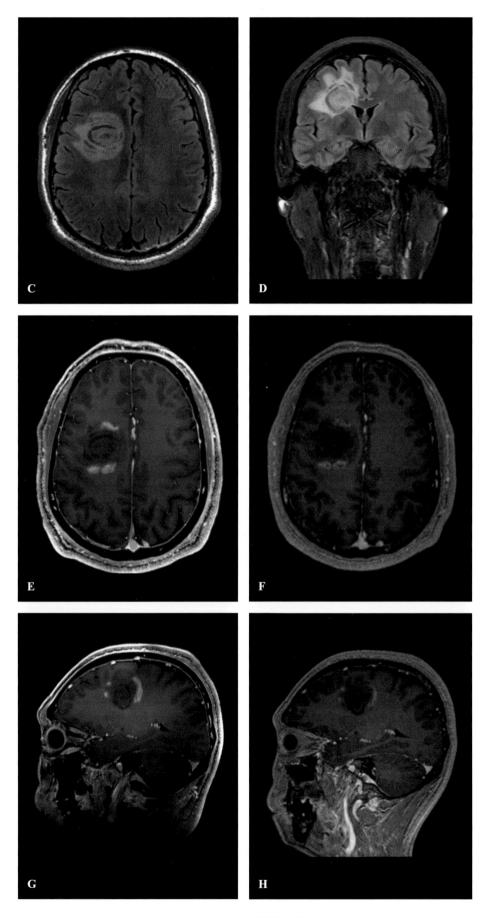

图 6-5　同心圆硬化病例

三、诊断和分析

本病例诊断为同心圆硬化。

影像学诊断要点：① CT 表现为大的、界限清楚的类圆形低密度灶，病变通常位于脑室周围区域，病变分布可对称或不对称；② MRI 脑白质区 T_1WI/T_2WI 呈年轮或洋葱头样黑白相间的类圆形同心圆环带；③早期增强扫描呈环形强化，随着病情进一步进展，发病 1～2 个月后同心圆影像改变更加明显。

四、主要鉴别诊断

本病影像学表现较为特异，可以与脑梗死、脑脓肿、转移瘤等鉴别。

（一）急性、亚急性脑梗死

1. 急性起病。

2. 病变多呈楔形，累及灰质及白质，病变符合血管分布。

3. DWI 呈显著高信号，亚急性期增强扫描可见脑回状强化。

（二）脑脓肿

1. 患者多有发热病史。

2. 病变多呈类圆形，边界较清楚，水肿较明显。

3. 脓肿壁呈等或稍短 T_1 稍短 T_2 信号，脓液呈长 T_1 长 T_2 信号，DWI 脓液呈高信号。

4. 增强扫描呈厚薄均匀的环形强化，一般近皮质侧脓肿壁稍厚，周边可有斑片状强化的炎性子灶。

（三）转移瘤

1. 有原发恶性肿瘤病史。

2. 一般多发，边界较清楚，位于灰、白质交界区。

3. 小肿瘤、大水肿。

4. 增强扫描呈环形强化。

五、临床与病理特点

同心圆硬化是一种罕见的多发性硬化，好发于 20～50 岁，男性略多见，急性或亚急性起病。临床表现可表现为多种神经系统症状，包括运动障碍、感觉障碍、视觉障碍和认知障碍，与病灶大小、数量及累及部位有关。影像学上病变在活动期时同心圆排列改变可以不明显，后期出现典型改变。组织病理学检查显示脱髓鞘与髓鞘保留区相间存在，呈年轮样交替排列。脱髓鞘环显示髓磷脂丢失，免疫细胞浸润和神经胶质增生。

第七章　自身免疫性疾病

本章以自身免疫性脑炎（autoimmune encephalitis, AE）为例。

一、病史摘要

男，39岁，头痛一个月余。

二、影像所见

图 7-1A、C 为 7.0T 图像，图 7-1B、D、E、F 为 3.0T 图像。图 7-1A、B 为 T_2WI，示右侧小脑半球可见局限片状异常信号，T_2WI 呈高信号，病变信号尚均匀，边界尚清。图 7-1C、D 为增强扫描图像，未见明显强化。图 7-1E 为动脉自旋标记灌注图像，可见病变区域呈高灌注。图 7-1F 为波谱成像，可见病变区域 NAA 峰（n- 乙酰天门冬氨酸）降低，Cho 峰（胆碱）升高。

三、诊断和分析

本病例最终临床确诊为自身免疫性脑炎。

影像学诊断要点：①病变多累及幕上，多是双侧对称发生，少数是不对称改变。不同程度地累及边缘叶，其中以颞叶、海马、岛叶为主，也可累及丘脑、皮质、小脑、脑干、脊髓等其他部位。②信号特征：T_1WI 与灰质相比呈等或稍低信号，晚期颞叶 - 边缘系统萎缩；T_2WI 与灰质相比呈高信号。③ T_2 FLAIR 呈高信号。④急性期灌注成像表现为高灌注。

四、主要鉴别诊断

本病主要与单纯疱疹病毒性脑炎、桥本脑病、海马硬化及神经梅毒鉴别。

1. 单纯疱疹病毒性脑炎　影像表现通常为不对称性双侧颞叶受累，颞叶、岛叶或额叶可见大片状异常信号，皮层及皮层下白质受累多见，后期病变内可见出血。

2. 桥本脑病　也称为自身免疫性甲状腺炎相关的激素反应性脑病，中年女性多见，MRI 可见颞叶内侧 T_1WI 低信号，T_2WI 高信号影。血清和脑脊液中抗甲状腺过氧化酶抗体和抗甲状腺球蛋白抗体阳性可作为确诊指标。

3. 海马硬化　自身免疫性脑炎对称性累及海马时，需与海马硬化鉴别，海马硬化可见海马体积缩小，冠状位 T_2 FLAIR 序列显示海马病变较为直观，患侧颞角较对侧扩张，病变区表现为海马 T_2 FLAIR 异常高信号。

4. 神经梅毒　神经梅毒为苍白密螺旋体感染神经系统所至，影像学表现极为多样性，病变可同时累及脑膜与脑实质，随病程进展可出现脑膜增厚，大血管炎，小血管炎，脑积水，与年龄不相符的脑萎缩，以及胶质细胞增生等诸多表现。因神经梅毒影像学表现的多样性，需结合血清学结果、脑脊液检查以确诊。

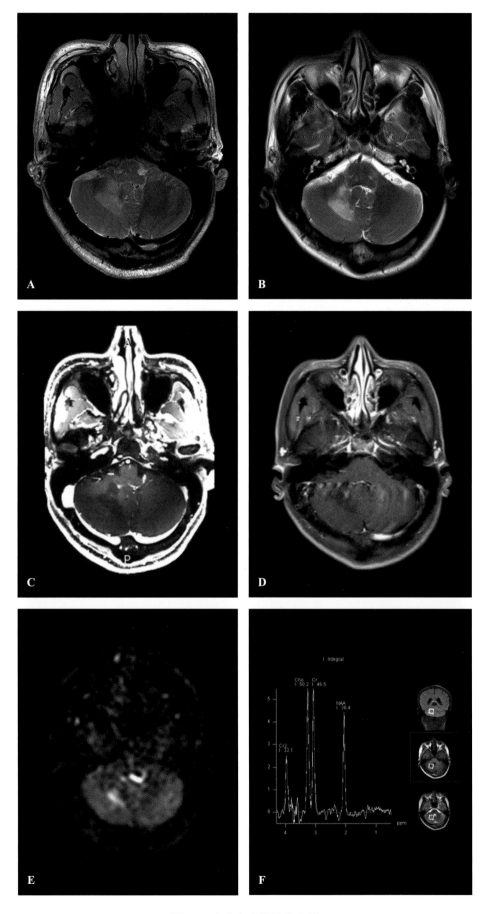

图 7-1　自身免疫性脑炎病例

五、临床与病理特点

自身免疫性脑炎指由于免疫异常造成中枢神经系统抗原反应而导致的一大类疾病。临床表现为：认知障碍、精神异常，以及癫痫急性或亚急性发作为主要临床表现。病理表现为：镜下脑实质内以淋巴细胞为主的炎症细胞浸润，血管周围袖套样结构形成。合并相关肿瘤者，称为副肿瘤性自身免疫性脑炎。

发病机制：多数与神经系统自身抗体有关；

（一）特异性抗体Ⅰ型：作用于神经元细胞内副肿瘤抗原抗体。

1.包括抗 Hu、抗 Ma2、抗 CV2、CRMP5、抗 GAD、抗 Ri 抗体等。

2.主要有细胞毒性 T 细胞介导，脑组织有神经元特异性 CD8+T 细胞浸润。

3.神经元损伤常不可逆，对免疫治疗反应较差。

4.95% 可发现恶性肿瘤。

（二）特异性抗体Ⅱ型：作用于神经元细胞表面抗原抗体。

1.作用于离子型谷氨酸受体的抗体　抗 NMDAR、抗 AMPA、抗 GABAR、抗 GlyR 等。

2.作用于电压门控离子通道复合物抗原抗体　抗 LGI1 蛋白、抗 CASPR2 等。

根据抗体和临床表现的不同，对于自身免疫性脑炎可分为以下 3 种主要类型。①抗 NMDAR 脑炎：影像学表现不同于经典的边缘系统脑炎，而表现为弥漫性脑炎。②边缘性脑炎：以边缘系统受累造成的精神行为异常、癫痫发作（通常起源于颞叶）和近记忆力障碍为主要症状。③其他自身免疫性脑炎综合征：包括莫旺综合征、抗 GABA AR 抗体相关脑炎等等。

参考文献

[1] Tallantyre EC, Morgan PS, Dixon JE, et al. A comparison of 3T and 7T in the detection of small parenchymal veins within MS lesions[J]. Investig Radiol, 2009, 44(9):491-494.

[2] Tallantyre EC, Dixon JE, Donaldson I, et al. Ultra-high-field imaging distinguishes MS lesions from asymptomatic white matter lesions[J]. Neurology, 2011, 76(6):534-539.

[3] Cocozza S, Cosottini M, Signori A, et al. A clinically feasible 7-Tesla protocol for the identification of cortical lesions in Multiple Sclerosis[J]. Eur Radiol, 2020, 30(8):4586-4594.

[4] Treaba CA, Granberg TE, Sormani MP, et al. Longitudinal characterization of cortical lesion development and evolution in multiple sclerosis with 7.0-T MRI[J]. Radiology, 2019, 291(3):740-749.

[5] Feldman RE, Delman BN, Pawha PS, et al.7T MRI in epilepsy patients with previously normal clinical MRI exams compared against healthy controls[J]. PLoS One, 2019, 14(3):e0213642.

[6] Wang I, Oh S, Blumcke I, et al. Value of 7T MRI and post-processing in patients with nonlesional 3T MRI undergoing epilepsy presurgical evaluation[J]. Epilepsia, 2020, 61(11):2509-2520.

[7] Feldman RE, Rutland JW, Fields MC, et al. Quantification of perivascular spaces at 7T: A potential MRI biomarker for epilepsy[J]. Seizure, 2018, 54:11-18.

[8] Stefanits H, Springer E, Pataraia E, et al. Seven-tesla MRI of hippocampal sclerosis: an in vivo feasibility study with histological correlations[J]. Investig Radiol, 2017, 52(11):666-671.

[9] Shah P, Bassett DS, Wisse LEM, et al. Structural and functional asymmetry of medial temporal subregions in unilateral temporal lobe epilepsy: A 7T MRI study[J]. Hum Brain Mapp, 2019, 40(8):2390-2398.

[10] Bulk M, Abdelmoula WM, Nabuurs RJA, et al. Postmortem MRI and histology demonstrate differential iron accumulation and cortical myelin organization in early- and late-onset Alzheimer's disease[J]. Neurobiol Aging, 2018, 62:231-242.

[11] Kenkhuis B, Jonkman LE, Bulk M,et al. 7T MRI allows detection of disturbed cortical lamination of the medial temporal lobe in patients with Alzheimer's disease[J]. Neuroimage Clin, 2019, 21:101665.

[12] Bouvy WH, van Veluw SJ, Kuijf HJ, et al. Microbleeds colocalize with enlarged juxtacortical perivascular spaces in amnestic mild cognitive impairment and early Alzheimer's disease: A 7 Tesla MRI study[J]. J Cereb Blood Flow Metab, 2020, 40(4): 739-746.

[13] Plantinga BR, Temel Y, Duchin Y, et al. Individualized parcellation of the subthalamic nucleus in patients with Parkinson's disease with 7T MRI[J]. Neuroimage, 2018, 168: 403-411.

[14] Cho ZH, Oh SH, Kim JM, et al. Direct visualization of Parkinson's disease by in vivo human brain imaging using 7.0T magnetic resonance imaging[J]. Mov Disord, 2011, 26(4): 713-718.

[15] Poston KL, Ua Cruadhlaoich MAI, Santoso LF, et al. Substantia Nigra Volume Dissociates Bradykinesia and Rigidity from Tremor in Parkinson's Disease: A 7 Tesla Imaging Study[J]. J Parkinsons Dis, 2020, 10(2): 591-604.

[16] La C, Linortner P, Bernstein JD, et al. Hippocampal CA1 subfield predicts episodic memory impairment in Parkinson's disease[J]. Neuroimage Clin, 2019, 23:101824.

[17] Lopez Gonzalez MR, Foo SY, Holmes WM, et al. Atherosclerotic Carotid Plaque Composition: A 3T and 7T MRI-Histology Correlation Study[J]. J Neuroimaging, 2016, 26(4): 406-413.

[18] Majidi S, Sein J, Watanabe M, et al. Intracranial-derived atherosclerosis assessment: an in vitro comparison between virtual histology by intravascular ultrasonography, 7T MRI, and histopathologic findings[J]. AJNR Am J Neuroradiol , 2013, 34（12）:2259-2264.

[19] Zwartbol MHT, Geerlings MI, Ghaznawi R, et al. Intracranial Atherosclerotic Burden on 7T MRI Is Associated with Markers of Extracranial Atherosclerosis: The SMART-MR Study[J]. AJNR Am J Neuroradiol, 2019, 40（12）:2016-2022.

[20] Lindenholz A, van der Kolk AG, van der Schaaf IC, et al. Intracranial Atherosclerosis Assessed with 7-T MRI: Evaluation of Patients with Ischemic Stroke or Transient Ischemic Attack[J]. Radiology, 2020, 295（1）:162-170.

[21] Lindenholz A, van der Schaaf IC, van der Kolk AG, et al. MRI Vessel Wall Imaging after Intra-Arterial Treatment for Acute Ischemic Stroke[J]. AJNR Am J Neuroradiol, 2020, 41（4）:624-631.

[22] Sato T, Matsushige T, Chen B, et al. Wall Contrast Enhancement of Thrombosed Intracranial Aneurysms at 7T MRI[J]. AJNR Am J Neuroradiol, 2019, 40（7）:1106-1111.

[23] Wrede KH, Matsushige T, Goericke SL, et al. Non-enhanced magnetic resonance imaging of unruptured intracranial aneurysms at 7 Tesla: comparison with digital subtraction angiography[J]. Eur Radiol, 2017, 27（1）:354-364.

[24] Grabner G, Kiesel B, Wohrer A, et al. Local image variance of 7 Tesla SWI is a new technique for preoperative characterization of diffusely infiltrating gliomas: correlation with tumour grade and IDH1 mutational status[J]. Eur Radiol, 2017, 27（4）:1556-1567.

[25] Regnery S, Knowles BR, Paech D, et al. High-resolution FLAIR MRI at 7 Tesla for treatment planning in glioblastoma patients[J]. Radiother Oncol, 2019, 30：180-184.

[26] Regnery S, Behl NGR, Platt T, et al. Ultra-high-field sodium MRI as biomarker for tumor extent, grade and IDH mutation status in glioma patients[J]. Neuroimage Clin, 2020, 28:102427.

[27] Hangel G, Jain S, Springer E, et al. High-resolution metabolic mapping of gliomas via patch-based super-resolution magnetic resonance spectroscopic imaging at 7T[J]. Neuroimage, 2019, 191:587-595.

[28] Hangel G, Cadrien C, Lazen P, et al. High-resolution metabolic imaging of high-grade gliomas using 7T-CRT-FID-MRSI[J]. Neuroimage Clin, 2020, 28: 102433.

[29] An Z, Tiwari V, Ganji SK, et al. Echo-planar spectroscopic imaging with dual-readout alternated gradients（DRAG-EPSI）at 7 T: Application for 2- hydroxyglutarate imaging in glioma patients[J]. Magn Reson Med, 2018, 79（4）:1851-1861.

[30] Bisdas S, Chadzynski GL, Braun C, et al. MR spectroscopy for in vivo assessment of the oncometabolite 2-hydroxyglutarate and its effects on cellular metabolism in human brain gliomas at 9.4T[J]. J Magn Reson Imaging, 2016, 44（4）:823-833.

[31] Paech D, Dreher C, Regnery S, et al. Relaxation-compensated amide proton transfer（APT）MRI signal intensity is associated with survival and progression in high-grade glioma patients[J]. Eur Radiol, 2019, 29（9）:4957-4967.

[32] Meissner J E, Korzowski A, Regnery S, et al. Early response assessment of glioma patients to definitive chemoradiotherapy using chemical exchange saturation transfer imaging at 7T[J]. J Magn Reson Imaging, 2019, 50（4）:1268-1277.

[33] Paech D, Windschuh J, Oberhollenzer J, et al. Assessing the predictability of IDH mutation and MGMT methylation status in glioma patients using relaxation-compensated multipool CEST MRI at 7.0T[J]. Neuro Oncol, 2018, 20（12）:1661-1671.

[34] Dreher C, Oberhollenzer J, Meissner JE, et al. Chemical exchange saturation transfer（CEST）signal intensity at 7T MRI of WHO Ⅳ degrees gliomas is dependent on the anatomic location[J]. J Magn Reson Imaging, 2019, 49（3）:777-785.

[35] Gottwald LM, Töger J, Bloch KM, et al. High spatiotemporal resolution 4D flow MRI of intracranial aneurysms at 7T in 10minutes[J]. American Journal of Neuroradiology, 2020, 41（7）: 1201-1208.

[36] Gao Y, Cloos M, Liu F, et al. Accelerating quantitative susceptibility and R2* mapping using incoherent undersampling and deep neural network reconstruction[J]. NeuroImage, 2021, 240：118404.

[37] Hu R, Kleimaier D, Malzacher M, et al. X-nuclei imaging: current state, technical challenges, and future directions[J]. Journal of Magnetic Resonance Imaging, 2020, 51（2）: 355-376.

登录中华临床影像库步骤

▎公众号登录 >>

扫描二维码
关注"临床影像库"公众号

点击"影像库"菜单
进入中华临床影像库首页

临床影像库
中华临床影像库内容涵盖国内近百家大
型三甲医院临床影像诊断中所能见… ∨

7位朋友关注

关注公众号

影像库

▎网站登录 >>

输入网址 medbooks.ipmph.com/yx
进入中华临床影像库首页

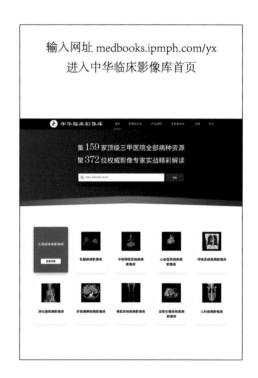

进入中华临床影像库首页

注册或登录

PC 端点击首页"兑换"按钮
移动端在首页菜单中选择"兑换"按钮

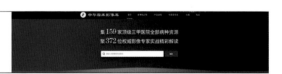

输入兑换码,点击"激活"按钮
开通中华临床影像库的使用权限

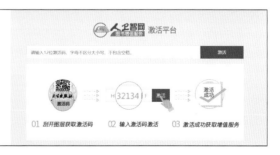

79